ATREZJA I MIKROCJA A TWOJE DZIECKO

JAK RADZIĆ SOBIE Z NIEDOSŁUCHEM ORAZ DEFORMACJĄ ESTETYCZNĄ SPOWODOWANĄ WRODZONĄ ATREZJĄ PRZEWODU SŁUCHOWEGO I MIKROCJĄ

DR JOSEPH B. ROBERSON, JR.
HALEY M. ROBERSON, PA-C

Międzynarodowe Centrum Leczenia Atrezji i Mikrocji

HIGH BRIDGE
BOOKS & MEDIA

Atrezja i mikrocja a Twoje dziecko
Autorzy: dr Joseph B. Roberson, Jr. i Haley M. Roberson, PA-C

Wydrukowano w Stanach Zjednoczonych.
ISBN (książka w miękkiej oprawie): 978-1-962802-82-6

Publikacje wydawnictwa High Bridge Books można nabyć w większych ilościach na potrzeby edukacyjne, biznesowe, fundraisingowe lub promocyjne. W celu uzyskania szczegółowych informacji prosimy o kontakt z wydawnictwem High Bridge Books za pośrednictwem strony www.HighBridgeBooks.com/contact.

Opublikowano w Houston w Teksasie przez High Bridge Books.

Spis treści

Dedykacja

Książka ta jest dedykowana wspaniałym rodzicom dzieci z CAAM, którzy powierzyli mi nad nimi opiekę – oraz tym, które dopiero mnie odwiedzą. Zaufanie, jakim obdarzyliście mnie i mój zespół, jest jednym z najcenniejszych komplementów w moim życiu. Książka ta została napisana w duchu odważnego i szczerego przedstawiania opcji terapeutycznych, przy jednoczesnym dążeniu do osiągnięcia najlepszych wyników Waszych dzieci.

Szczególne podziękowania i wyrazy podziwu kieruję do mojej najstarszej córki, Caitlin Roberson, której niesamowite umiejętności pisarskie zapoczątkowały jej karierę zawodową, a także znacznie wzbogaciły tę książkę.

List do czytelnika

Drogi Czytelniku!

Gdy byłem małym chłopcem dorastającym w górach zachodniej Karoliny Północnej, najbardziej lubiłem okres późnej wiosny. To właśnie wtedy dziadek pozwalał mi towarzyszyć mu podczas przygotowywania pól pod zasiew. Mieszkał na małej farmie i korzystał z konia oraz pługa. Jego plony stanowiły źródło zarówno pożywienia, jak i dochodu.

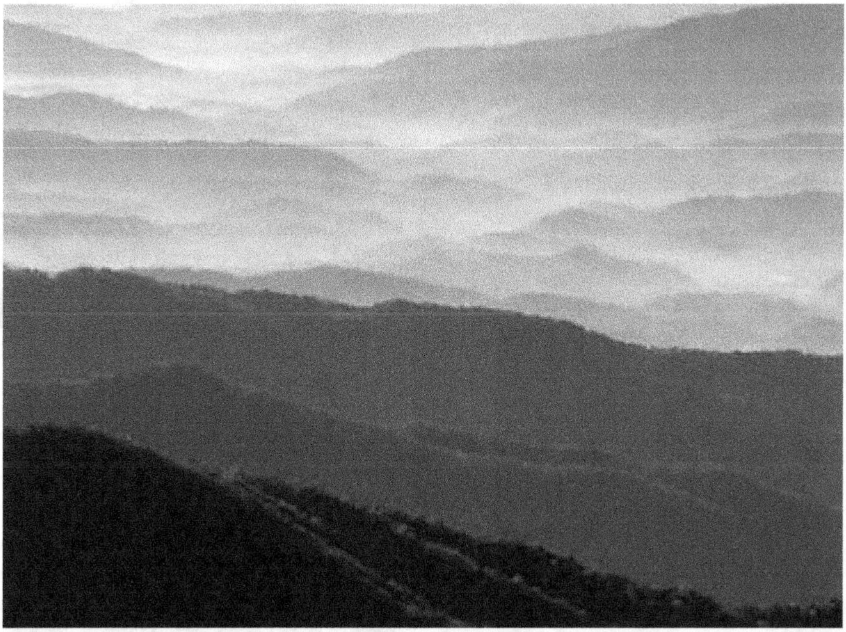

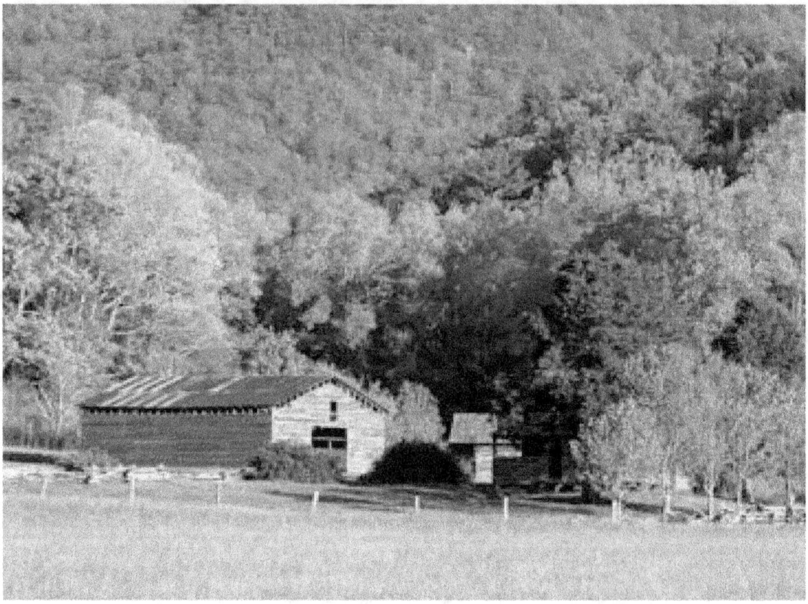

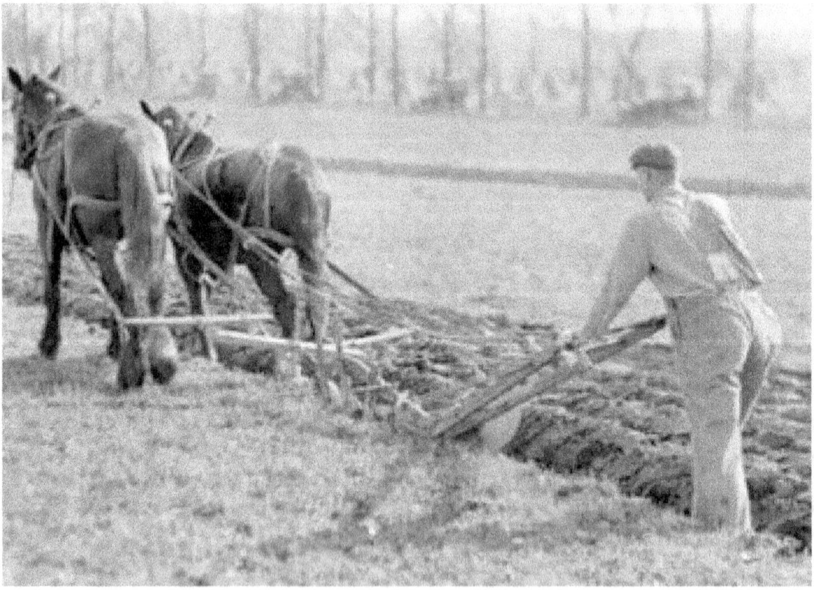

Przeważnie po prostu siedziałem na pracującym koniu, który szedł za mną po świeżej ziemi, trzymając się uchwytów pługa. Słońce mocno grzało, a ja patrzyłem, jak przemierzaliśmy tę długą, prostokątną działkę tam i z powrotem. Pole otaczało ogrodzenie z drutu kolczastego, wykonane z rozłupanych drewnianych słupków oddalonych od siebie o około 180 cm. Gdy nadchodził czas, abym pomógł „obsługiwać" pług, dziadek zdejmował mnie z konia, kładł swoje silne dłonie na moich i szedł za mną, kierując lemieszem przez miękką, ciepłą ziemię. Naszym celem było wytyczenie w ziemi rowków - zwanych bruzdami - na nasiona, które wraz z upływem czasu wyrosłyby na plony.

Dziadek nauczył mnie, że najlepszym sposobem na wyoranie prostej bruzdy jest wycelowanie w słupek ogrodzeniowy i niespuszczanie go z oczu przez całą długość pola.

Gdybym nie słuchał się jego rad, moje bruzdy kręciłyby się w tę i z powrotem, siejąc chaos na polu (i zmuszając dziadka do ponownego orania!). Dziadek miał w sobie miłość, mądrość i przytomność umysłu. Nauczył mnie, że **życie nie różni się od tego, co robiliśmy - dostrzeganie celu już na samym początku pozwala nam dać z siebie wszystko, nie marnując wysiłku ani nie zbaczając z kursu.**

Jeśli chcesz, aby Twoje dziecko słyszało, mówiło, słuchało i rozwijało się w świecie słyszących pomimo wrodzonego upośledzenia słuchu – lub jeśli zbierasz informacje na temat CAAM i możliwości leczenia tej wady – ta książka jest dla Ciebie.

Czym jest CAAM?

Wrodzona atrezja przewodu słuchowego i mikrocja (CAAM) to wada anatomiczna ucha, z jaką rodzą się niektóre dzieci. Dotyczy ona przewodu słuchowego oraz ucha zewnętrznego i jest widoczna dla otoczenia. Gdy te części jednego lub obu uszu nie rozwinęły się prawidłowo, u niemowląt dochodzi do utraty słuchu. Jeśli schorzenie to nie zostanie wyleczone, może prowadzić do długotrwałych konsekwencji rozwojowych, społecznych i psychologicznych.

Atrezja oznacza nieprawidłowość przewodu słuchowego, a mikrocja – nieprawidłowość ucha zewnętrznego. Gdy te dwa schorzenia występują razem, określa się je jako wrodzoną atrezję przewodu słuchowego i mikrocję.

Ze względu na rzadkość występowania CAAM niewielu lekarzy zna najlepsze metody leczenia, a rzetelne informacje na ten temat mogą być trudno dostępne. **Rodzice otrzymują czasem mylące porady od osób, które nie są na bieżąco z najnowszymi technikami leczenia tej rzadkiej wady.**

Czytając tę książkę, uczestnicząc w jednej z naszych konferencji lub oglądając jej nagranie, zyskasz dostęp do wiedzy, do jakiej niektórzy rodzice nie mają dostępu przez wiele lat. W ciągu ostatnich dwóch dekad osiągnęliśmy znaczący postęp w leczeniu CAAM.

Ta bogata w informacje, a jednocześnie zwięzła książka pomoże Ci skompletować zespół specjalistów, który pozwoli przezwyciężyć skutki niedosłuchu oraz wad estetycznej związanych z CAAM w życiu Twojego dziecka.

Spostrzeżenia przedstawione w niniejszej książce wynikają z mojej osobistej oceny i zaleceń terapeutycznych dotyczących atrezji i mikrocji u ponad 5000 dzieci, zebranych podczas ponad 100 międzynarodowych konferencji dla rodziców dzieci z CAAM; z badań wielu dzieci przeprowadzonych w Międzynarodowym Centrum Leczenia Atrezji i Mikrocji w Palo Alto w Kalifornii; oraz z operacji, które osobiście przeprowadziłem u ponad 3000 dzieci i dorosłych z CAAM z ponad 50 krajów. Zalecenia zawarte w tej książce w dużym stopniu ukształtowały moje doświadczenie jako ojca trójki wspaniałych dzieci.

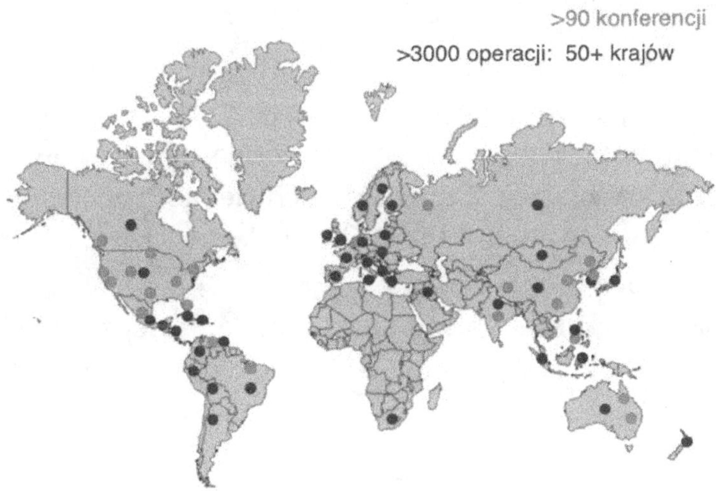

Chcę pomóc Ci dobrze rozpocząć tę drogę — dostrzec, kim może stać się Twoje dziecko i zrozumieć jego punkt docelowy — innymi słowy, zobaczyć jego przyszłość już na samym początku.

Z najlepszymi życzeniami,
dr Joe Roberson Jr.

Ta książka może mieć ogromny wpływ na życie Twojego dziecka.

Ta książka jest dla Ciebie, jeśli:

- Twoje dziecko urodziło się z CAAM
- Potrzebujesz pomocy w zrozumieniu i ocenie dostępnych metod leczenia
- Chcesz, aby Twoje dziecko słyszało, mówiło, słuchało i rozwijało się w świecie osób słyszących.

Ze względu na rzadkość występowania CAAM wielu lekarzy nie jest na bieżąco z najnowszymi dostępnymi rozwiązaniami, a rzetelne porady mogą być trudne do uzyskania. W ciągu ostatnich dwóch dekad poczyniono jednak ogromne postępy i w niemal każdej sytuacji istnieje nadzieja.

Dzięki tej książce otrzymasz wiedzę, jakiej zdobycie niektórym rodzicom zajmuje lata. Znajdziesz w niej między innymi:

- Różne dostępne opcje, które mogą pomóc Twojemu dziecku uzyskać słuch oraz wygląd uszu jak najbardziej zbliżony do naturalnego
- Sposoby oceny tych opcji
- Porady dotyczące skompletowania zespołu, który pomoże przezwyciężyć

skutki niedosłuchu i wad estetycznej związanych z CAAM

Pamiętaj, że niniejsza książka zawiera jedynie ogólne wskazówki. Indywidualne plany leczenia muszą być opracowywane przez specjalistów chirurgii.

Wprowadzenie

Przegląd rozdziału

Ten rozdział zawiera:

HISTORIĘ: Moje doświadczenia jako rodzica opiekującego się dzieckiem z poważną wadą oraz wpływ tych doświadczeń na moją karierę lekarską

DEFINICJĘ: Czym właściwie jest CAAM

ZABIEG CHIRURGICZNY: Kiedy po raz pierwszy dowiedziałem się o CAAM i opracowałem pierwszą na świecie kompleksową metodę chirurgiczną leczenia tej wady

INSTRUKCJĘ: Jak korzystać z tej książki, a także jej najważniejsze punkty

PRZYKŁAD: List od kobiety, która przez całe życie zmaga się z CAAM

Bycie lekarzem jest jak bycie rodzicem

Gdy spotykam dzieci z niedosłuchem i patrzę w oczy ich rodziców, doskonale rozumiem, co czują. Niektórzy są rozgniewani i przerażeni, inni czują się bezradni. Jeszcze inni niemal zaciekle trzymają się nadziei. Nie ma znaczenia, w której części świata się znajdujemy – te uniwersalne emocje stanowią naturalną część procesu, przez który przechodzi każdy rodzic, opiekując się dziećmi wymagającymi szczególnej troski.

Wiem to, bo sam byłem kiedyś w takiej sytuacji.

Zaraz po ślubie, jako świeżo upieczony tata i początkujący chirurg

Zakochałem się w mojej żonie Julii, kiedy oboje byliśmy młodzi. Pobraliśmy się w tydzień po ukończeniu przeze mnie studiów, tuż przed rozpoczęciem studiów medycznych. Mając ukochaną partnerkę i niezwykle satysfakcjonującą karierę, nie sądziłem, że moje życie może stać się jeszcze pełniejsze.

Zrozumiałem, że się myliłem, gdy Julia powiedziała mi, że jest w ciąży. Nasza rodzina powiększyła się 7 czerwca 1985 roku, kiedy to na świat przyszła Caitlin Crist Roberson. Chyba każdy rodzic pamięta chwilę, w której po raz pierwszy trzyma w ramionach swoje dopiero co narodzone dziecko. To był piękny czas, który zdawał się mijać niezwykle szybko.

Dzień, w którym wszystko się zmieniło

Dwadzieścia osiem miesięcy później byłem stażystą na dziewiątym roku szkolenia po ukończeniu studiów. Uwielbiałem kontakt z pacjentami. Na tym etapie szkolenia przechodziłem przez różne dziedziny chirurgii, aby zdobyć wszechstronną wiedzę przed specjalizacją w schorzeniach ucha. Pełniłem wtedy funkcję kierownika oddziału ratunkowego (ER) i niezmiernie fascynowało mnie to, jak wiele schorzeń nasz zespół medyczny potrafił leczyć. Tak, 24-godzinne zmiany były wyczerpujące, ale przynajmniej raz w tygodniu miałem regularny czas wolny, który spędzałem z Julią i Caitlin. Uwielbiałem te dni. Chodziliśmy na wędrówki i spacery z wózkiem. Czasami wybieraliśmy się moim motocyklem na lody. Mieszkaliśmy na trzecim piętrze akademika dla małżeństw i mieliśmy w drodze drugie dziecko. Życie było wymagające, ale też ekscytujące i po prostu dobre.

Pewnego weekendu, po powrocie do domu z jednego z 24-godzinnych dyżurów na oddziale ratunkowym, poczułem się źle — prawdopodobnie zaraziłem się czymś w szpitalu. Po wymiotach otworzyłem w naszej małej łazience duże okno sięgające od podłogi do sufitu, aby ją przewietrzyć. Wiedziałem, że nie jest to bezpieczne dla Caitlin, ale Julia bardzo ciężko znosiła ciążę i nie chciałem, aby zapach jeszcze bardziej pogorszył jej samopoczucie.

Ta decyzja była sprzeczna z umową, którą zawarliśmy z Julią kilka miesięcy wcześniej, kiedy przyjaciółka Caitlin zmarła w wyniku powikłań po upadku z okna na parterze. Postanowiłem powiedzieć Julii o otwartym oknie później, ponieważ drzemała w naszej sypialni. Wyczerpany pracą i wadą zasnąłem w drugim pokoju z Caitlin u swojego boku.

„Wypadła przez okno"

Kilka godzin później obudził mnie krzyk Julii wołającej Caitlin. Gdy spałem, nasza córka pobiegła korytarzem do żony, podczas gdy ta była w łazience. (Julia nie założyła jeszcze okularów i nie widziała otwartego okna.) Gdy skarpetki Caitlin dotknęły linoleum, poślizgnęła się, a jej ciało uderzyło w odsłoniętą siatkę okienną.

Spiesząc do łazienki, wiedziałem, co zobaczę… a raczej czego nie zobaczę.

– Wypadła przez okno – powtarzała w kółko Julia.

Caitlin leżała nieprzytomna na twardej, gliniastej ziemi trzy piętra niżej.

Nie potrafię opisać udręki, jaką wtedy czułem, ani tego, jak szybko minęły te pierwsze chwile. Zanim się zorientowałem, zbiegłem już po schodach, okrążyłem budynek i płakałem, trzymając Caitlin w ramionach.

– Co z tobą? – krzyknęła Julia, wychodząc zza rogu tuż za mną. – Dlaczego nic nie robisz?

Wtedy zdałem sobie sprawę, że Caitlin dosłownie przed chwilą upadła.

Od taty do lekarza córki

Patrząc na bezwładne ciało Caitlin, zamarłem na chwilę. Czy Caitlin wciąż żyła? Jeśli tak, to czy ją sparaliżowałem, podnosząc ją, jeśli doznała urazu kręgosłupa?

– Zostałeś wyszkolony, żeby wiedzieć, co robić – powiedziała Julia – jej intuicyjna mądrość była tak praktyczna, jak zawsze. – Po prostu to zrób.

Nagle kontrolę przejął lekarz we mnie.

– Wezwij karetkę – powiedziałem, sprawdzając puls córki. Był wyczuwalny, ale słaby. A Caitlin nie oddychała.

Działając odruchowo, wykonałem sztuczne oddychanie metodą usta-usta.

Brak reakcji. Jeszcze raz.

Brak reakcji. Jeszcze raz.

Brak reakcji. Jeszcze raz, aż zamarło mi serce.

Po pełnych niepokoju chwilach oddech i tętno Caitlin zaczęły wracać do normy, ale przez dłuższy czas nie była w stanie samodzielnie oddychać. Czekaliśmy na karetkę, co wydawało się trwać wiecznie, a Caitlin pozostawała nieprzytomna. Kontynuowałem sztuczne oddychanie metodą usta-usta.

Czy te wszystkie godziny, które spędziłem z dala od rodziny w szpitalu, uratują Caitlin?

Pacjent we własnym szpitalu

Gdy dotarliśmy do szpitala, wbiegliśmy prosto na oddział ratunkowy. Co za odwrócenie ról. Ostatnio byłem tu w roli lekarza; wszystko było w porządku, a ja miałem nad wszystkim poczucie kontroli.

Te same kroplówki, światła i łóżka nadal tam były, ale reszta wydawała się inna.

Jedno wiedziałem na pewno – moja rodzina desperacko potrzebowała pomocy moich kolegów i koleżanek.

Po zbadaniu na oddziale urazowym Caitlin została przewieziona na oddział intensywnej terapii na drugim piętrze. Ponieważ Julia była bardzo odwodniona z powodu choroby, ją również przyjęto – trzy piętra wyżej. Tam, na piątym piętrze, obiecałem jej, że zrobię wszystko, co w mojej mocy, aby zapewnić naszej córce jak najlepszą opiekę.

Przez kolejne, zlewające się w jedną całość godziny i dni krążyłem między drugim a piątym piętrem, czasem z Julią, czasem bez niej. Najbardziej zapadło mi w pamięć nieustanne poczucie, że przeszedłbym przez ogień, żeby tylko pomóc córce i żonie. Byłem wdzięczny moim współpracownikom – wykwalifikowanym specjalistom, którym mogłem zaufać.

Było to dla mnie doświadczenie szpitalnej rzeczywistości z drugiej strony... oraz lekcja tego, o czym od lat wiedziałem w teorii – gdy cierpi ktoś bliski, zwłaszcza dziecko, wywołuje to najbardziej bolesne emocje, jakich człowiek może doświadczyć.

Wykorzystanie tego doświadczenia w pracy lekarza

Dzielę się tym z Tobą, drogi czytelniku, abyś wiedział, że przemawiam do Ciebie jako chirurg-naukowiec ***oraz*** jako tata.

Co zadziwiające i wręcz cudowne, Caitlin nie tylko przeżyła, ale od tamtej pory rozwija się wspaniale – bez żadnych trwałych urazów. Chociaż dziś jest szczęśliwą kobietą, która wiele w życiu osiągnęła, nigdy nie zapomnę uczuć, których doświadczałem jako jej rodzic, gdy rozważaliśmy możliwości leczenia, podejmowaliśmy kluczowe decyzje i towarzyszyliśmy jej w procesie powrotu do zdrowia. Być może najsilniejsze wrażenie wywarło na mnie to, jak niezwykle ważna była komunikacja z bliskimi, a także proste wyjaśnienia ze strony zespołów medycznych w chwilach ogromnego stresu.

Wiem, jak to jest zmagać się z traumatycznymi sytuacjami i podejmować decyzje zmieniające życie dziecka. Wiem, jak bardzo pragnie się wtedy informacji i porad. Jakie są dostępne opcje leczenia? Jakie są szanse powodzenia? Jakie ryzyko wiąże się z poszczególnymi wyborami? Nawet dla mnie – osoby, która „rozumie język medycyny" –wybory te były niemal przytłaczające. Lecząc obecnie moich pacjentów, zdaję sobie sprawę z tego, jak ważna jest dokładna, pełna szacunku i szczera komunikacja z rodzicami dzieci znajdujących się w trudnej sytuacji medycznej.

Wiem również, jak nieoceniona jest współpraca z godnymi zaufania specjalistami medycznymi, którzy są gotowi zrobić wszystko, co w ich mocy, aby leczyć Twoje dziecko.

Zrozumienie potrzeb dzieci z CAAM

Podobnie jak inni lekarze, po raz pierwszy zetknąłem się z CAAM podczas stażu pod koniec lat 80-tych. W latach 90-tych zauważyłem, że wielu pacjentów z CAAM miało poważne problemy ze słyszeniem w normalnych warunkach, nawet po zakończeniu leczenia. Początkowo nie przywiązywałem do tego większej wagi. W końcu korekcja CAAM należy do najtrudniejszych zabiegów chirurgicznych. Jest ona tak trudna, że wielu chirurgów laryngologów nie zaleca jej pacjentom.

Pracując z dziećmi wymagającymi wszczepienia implantów ślimakowych, zrozumiałem, że wczesna interwencja znacząco poprawia wyniki w zakresie słuchu i rozwoju mowy – zwłaszcza w pierwszych miesiącach i latach życia. Ponieważ pacjenci z CAAM rozpoczynali leczenie zazwyczaj w wieku od 10 do 12 lat, zacząłem się zastanawiać, czy moment rozpoczęcia leczenia nie jest jednym z czynników wpływających na obserwowane przeze mnie słabsze rezultaty.

W tamtym czasie leczenie CAAM wymagało serii co najmniej pięciu oddzielnych operacji. Pierwsze cztery miały na celu poprawę wyglądu ucha zewnętrznego i powodowały powstanie znacznej rany w miejscu pobrania chrząstki z klatki piersiowej do odtworzenia ucha. Ostatnia służyła odtworzeniu brakującego przewodu słuchowego. Sekwencja ta nigdy nie ulegała zmianie.

Na początku swojego życia zawodowego miałem szczęście leczyć nowotwory mózgu atakujące nerw słuchowy. W połowie kariery zawodowej miałem zaszczyt uczestniczyć w początkach rozwoju wszczepialnego urządzenia przywracającego słuch osobom głuchym — implantu ślimakowego. W 2003 roku, potrzebując nowego wyzwania, założyłem w Global Hearing (swojej organizacji) Międzynarodowe Centrum Leczenia Atrezji i Mikrocji (International Center for Atresia & Microtia Repair), aby opracować lepsze metody leczenia CAAM. Jak zobaczysz, w diagnostyce i leczeniu tego schorzenia uczestniczą różni specjaliści. Łącząc tych ekspertów w jednym miejscu, zależało mi na tym, aby stworzyć warunki do współpracy i opracowania nowych, innowacyjnych rozwiązań.

W 2004 roku zaprosiłem dr. Johna Reinischa do wygłoszenia przemówienia podczas konferencji dedykowanym zaburzeniom słuchu, którą mój zespół organizuje już od 27 lat. Obecnie co roku organizujemy wiele takich konferencji na całym świecie (aktualną listę można znaleźć na stronie atresiarepair.com). Opowiadał on o nowej technice, którą opracował w celu chirurgicznej korekcji ucha zewnętrznego. Słuchając go, zdałem sobie sprawę z jednej ważnej rzeczy – dzięki nowej technice dr. Reinischa przewód słuchowy można skorygować chirurgicznie ***przed*** rekonstrukcją ucha zewnętrznego. (Wkrótce potem zdałem sobie sprawę, że te dwie oddzielne operacje można przeprowadzić razem ***tego samego dnia,*** ale więcej o tym później). Dr Reinisch potwierdził, że część zabiegu może zostać pomyślnie przeprowadzona niezależnie od tego, czy operacja przewodu słuchowego zostanie wykonana przed, czy po jego pracy nad uchem zewnętrznym. Już na początku swojej kariery zacząłem rekonstruować przewody słuchowe pacjentów z CAAM *przed* operacją ucha zewnętrznego – jako pierwszy lekarz na świecie.

Gdy w 2009 roku opisałem w artykule sukces zabiegów rozpoczynających się od przewodu słuchowego, to nowatorskie podejście spotkało się ze sprzeciwem.[i] Podważało ono dotychczasowe metody i groziło ograniczeniem konieczności wykonywania wielu zabiegów do jednej operacji. Dzisiaj, dziesięć lat później, strategia ta konsekwentnie przynosi lepsze wyniki w leczeniu CAAM.

Z radością informuję, że zaobserwowaliśmy znaczną poprawę w zakresie słuchu oraz rozwoju mowy u pacjentów w wieku od trzech do pięciu lat, którzy przeszli operację rekonstrukcji przewodu słuchowego.

Podarowanie komuś słuchu — niezależnie od tego, czy w jednym, czy w obu uszach — ma ogromne znaczenie. To niezwykle satysfakcjonujące doświadczenie, a ja doskonale zdaję sobie sprawę z tego, że rodzice obdarzają lekarzy, których wybierają do leczenia swoich dzieci, ogromnym zaufaniem. Opracowanie planu leczenia CAAM u dziecka może być przytłaczające. To schorzenie jest niemal zawsze nieoczekiwane i zostaje rozpoznane przy urodzeniu. Rodzice stają wobec nowej sytuacji, z którą oni sami — a czasem także ich lekarze — wcześniej się nie spotkali i o której niewiele wiedzą, a rzetelne informacje bywają trudne do znalezienia. Celem tej książki jest wypełnienie tej luki informacyjnej.

Na kolejnych stronach pomogę Ci dokładnie zrozumieć dostępne opcje i możliwe skutki. W szczery i bezpośredni sposób wyjaśnię Ci również, co zrobiłbym dla własnego dziecka i dlaczego.

Mam nadzieję, że poznasz członków naszego niesamowitego zespołu. Wiele zawdzięczam personelowi, opiekunom, lekarzom i chirurgom z Global Hearing, którzy rozwijają sztukę i naukę leczenia tej wady.

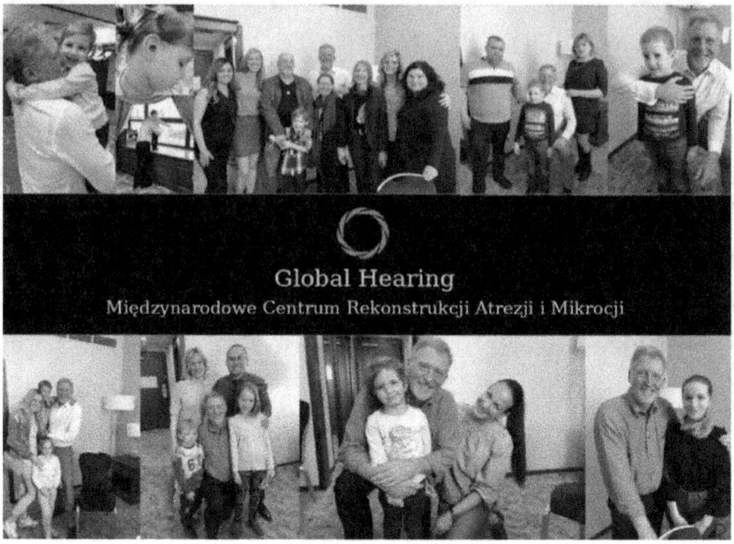

Czym jest CAAM?

Wrodzona atrezja ucha i mikrocja (CAAM) nie rozwija się z czasem. Jest to wada ucha obecna od urodzenia.

> **Definicje: atrezja, mikrocja i CAAM**
>
> Osobno termin „atrezja" odnosi się do nieprawidłowości w budowie przewodu słuchowego, a termin „mikrocja" – do nieprawidłowości w budowie ucha zewnętrznego. Gdy schorzenia te występują razem, określa się je mianem wrodzonej atrezji przewodu słuchowego i mikrocji (CAAM).

Aby zrozumieć CAAM, należy wiedzieć, jak działa słuch w prawidłowo funkcjonującym uchu. Ucho zewnętrzne skupia energię dźwięku i kieruje ją przez otwarty przewód słuchowy. Drobne drgania dźwięku powodują wibracje błony bębenkowej — delikatnej, cienkiej, żywej struktury znajdującej się na końcu przewodu słuchowego, która oddziela ucho środkowe od środowiska zewnętrznego, przy czym po obu jej stronach znajduje się powietrze. Drgania błony bębenkowej są przekazywane do trzech kosteczek ucha środkowego, które działają jak dźwignia, wzmacniając energię dźwiękową i przekazując ją do wypełnionego płynem ucha wewnętrznego. Płyn w uchu wewnętrznym odbiera falę ciśnienia, która dociera do ślimaka. W ślimaku zakończenia nerwowe są stymulowane przez falę ciśnienia przenoszoną przez kosteczki ucha środkowego, a impulsy elektryczne są wysyłane do mózgu. Impulsy te są odbierane i przetwarzane przez mózg jako dźwięk.

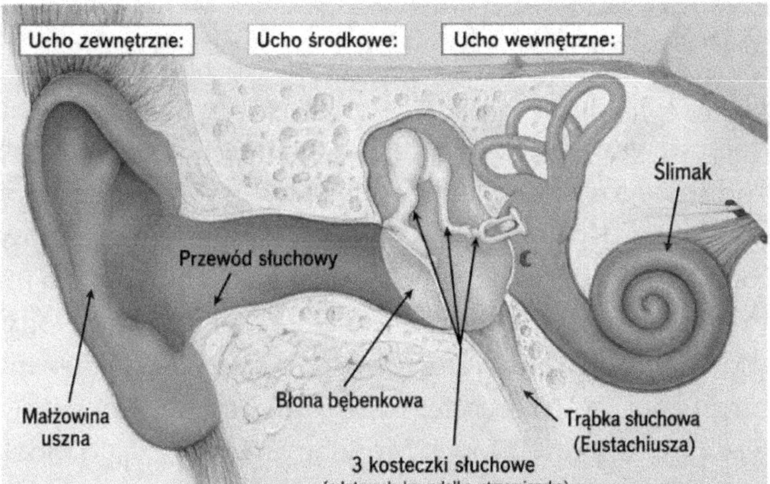

Budowa anatomiczna prawidłowego układu słuchowego: ucho zewnętrzne (małżowina uszna), przewód słuchowy, błona bębenkowa, ucho środkowe (zawierające trzy kosteczki słuchowe) oraz ucho wewnętrzne (składające się ze ślimaka oraz nerwu słuchowego, który przekazuje dźwięk do mózgu).

W przypadku **atrezji** niemowlęta nie słyszą normalnych dźwięków, ponieważ nie mają prawidłowego przewodu słuchowego i błony bębenkowej. Miejsce, w którym zwykle znajduje się przewód słuchowy, zajmuje kość, a błona bębenkowa jest nieobecna.

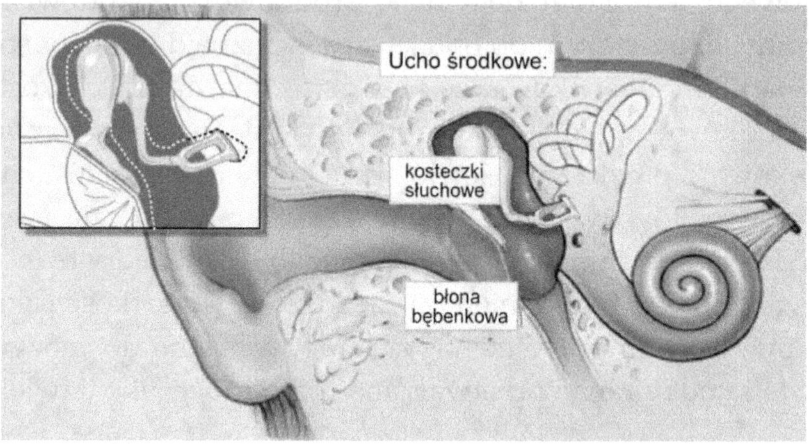

Grafika przedstawia ucho dziecka z atrezją (brak przewodu słuchowego i błony bębenkowej) oraz mikrocją (brak ucha zewnętrznego).

W niemal wszystkich przypadkach atrezji dzieci mają kosteczki ucha środkowego, które, jak już wiesz, odgrywają rolę w przetwarzaniu dźwięku. Kosteczki te są jednak zazwyczaj częściowo zniekształcone i zrośnięte z nieprawidłową tkanką kostną, co uniemożliwia im wibrowanie. Biorąc pod uwagę również brak błony bębenkowej, normalne struktury słuchowe są bezużyteczne bez interwencji chirurgicznej. Na szczęście, ucho wewnętrzne i nerw słuchowy są prawie zawsze prawidłowe. Mówiąc prościej, często możliwe jest przywrócenie słuchu poprzez chirurgiczne otwarcie przewodu słuchowego, uwolnienie kości ucha środkowego oraz wykonanie błony bębenkowej i/lub poprzez inne opcje leczenia podsumowane w tej książce, które pozwalają ominąć brak przewodu słuchowego/błony bębenkowej/układu kości ucha środkowego.

Dzieci urodzone z nieprawidłowościami w budowie ucha zewnętrznego lub całkowitym brakiem uszu cierpią na schorzenie zwane **mikrocją**. Ponieważ ucho zewnętrzne odpowiada zazwyczaj za wychwytywanie fal dźwiękowych, schorzenie to przyczynia się również do utraty słuchu. Wygląd tego schorzenia może mieć znaczący wpływ społeczny i psychologiczny na całe życie dziecka. (Uwaga: atrezja przewodowa i mikrocja występują zazwyczaj razem. Atrezja może występować jako odosobniony problem przy normalnym uchu zewnętrznym. Mikrocja natomiast zawsze towarzyszy nieprawidłowościom przewodu słuchowego i nigdy nie występuje samodzielnie.)

Wielu lekarzy nie zdaje sobie sprawy, że atrezja i mikrocja to powiązane ze sobą, ale odrębne schorzenia.

Możliwości leczenia mikrocji (rekonstrukcja ucha) są proste. Podczas rozważania opcji leczenia ważne jest, aby uwzględnić naprawę atrezji, która jest bardziej skomplikowana i wymaga znacznie bardziej specjalistycznego sprzętu oraz technik chirurgicznych niż naprawa mikrocji. Po raz pierwszy w historii nasi lekarze są w stanie połączyć leczenie chirurgiczne obu schorzeń w ciągu jednego dnia.

Najważniejsze kwestie poruszone w tej książce

Jeśli czytasz tę książkę, istnieje duże prawdopodobieństwo, że Twoje dziecko cierpi na CAAM. Jeśli tak jest, prawdopodobnie odczuwasz też stres, często o tym myślisz i być może nie wiesz, co robić. Możliwe, że martwisz się, jak sobie z tym poradzić, ale jednocześnie masz w sobie tyle determinacji, aby zrobić wszystko, co w Twojej mocy w celu zapewnienia dziecku jak najlepszej opieki. Dlatego też niniejszy rozdział podsumowuje najważniejsze tezy zawarte w tej książce.

O opiece emocjonalnej i wsparciu rodzinnym

- **Porozmawiaj z rodziną.** Jak się czujesz emocjonalnie? Radzenie sobie z problemami zdrowotnymi dziecka może być trudne, zwłaszcza na początku. Niemal wszyscy rodzice przeżywają szok, gdy dowiadują się, że ich niemowlę cierpi na CAAM, a czas i wysiłek potrzebne do zapoznania się z tą wadą mogą być źródłem stresu. To normalne, że pojawiają się różne emocje, takie jak złość, poczucie winy, bezradność, zaprzeczenie, lęk, smutek czy żal.
- **Porozmawiaj ze swoim partnerem.** Rodzice przechodzą przez swoje osobiste emocjonalne przemiany w różnym tempie. Nie zapomnij porozmawiać ze swoim partnerem i członkami rodziny, aby dowiedzieć się, na jakim etapie się znajdują.
- **Nie pozwól, aby emocje wzięły górę.** Chociaż przetworzenie emocji jest ważne, mogą one również utrudniać podejmowanie decyzji w odpowiednim czasie. Często zdarza się, że jedno z rodziców potrzebuje więcej czasu niż drugie, aby uporać się z reakcją na stan zdrowia dziecka. W przypadku CAAM, gdzie zwlekanie z leczeniem może wpłynąć na całe życie dziecka, ważne jest, aby znaleźć równowagę między empatią i wsparciem a konkretnymi działaniami.
- **Pamiętaj, że to nie Twoja wina.** CAAM zazwyczaj nie jest spowodowane przez żadnego z rodziców. Choć w dalszej części omówimy możliwe przyczyny

tego schorzenia, ważne jest, abyś wiedział lub wiedziała, że nie ponosisz za nie odpowiedzialności.

O ocenie opcji leczenia

- **Spójrz na cel od samego początku.** Stoisz przed wieloma ważnymi decyzjami. Świadomość tego, czego chcesz dla swojego dziecka w dłuższej perspektywie, pomoże Ci zachować pewność siebie podczas rozważania różnych opcji.
- **Edukacja odgrywa kluczową rolę.** Rodzice, którzy pragną, aby ich dzieci cierpiące na CAAM słyszały, mówiły i rozwijały się na jak najwyższym możliwym poziomie, muszą zdobyć wiedzę na temat CAAM, aby móc podejmować szybkie decyzje dotyczące leczenia, terapii i edukacji.
- **Słuch ma większe znaczenie.** Łatwo jest skupić się przede wszystkim na wyglądzie ucha. W miarę jak dziecko dorasta, niedobór funkcji wynikający z nieleczonego upośledzenia słuchu staje się jednak poważniejszym problemem w szerszej perspektywie. Mam wielu dorosłych pacjentów z CAAM, którzy wyleczyli kosmetyczną deformację spowodowaną mikrocją, ale nie zajęli się niedosłuchem, a teraz żałują, że tego nie zrobili. Wielu z nich nie miało takich możliwości, jakie mamy dzisiaj, inni działali w oparciu o błędne informacje, a niektórzy po prostu zignorowali ten problem.
- **Jednostronne CAAM będzie miało poważne konsekwencje dla słuchu w późniejszym życiu.** Do

prawidłowego rozwoju i funkcjonowania potrzebujemy obu uszu (patrz: dalsza część książki). Ponieważ dzieci z jednostronnym CAAM w pierwszych latach życia słyszą dość dobrze w ciszy, niektórzy lekarze mówią rodzicom, aby nie martwili się o słuch. Ta rada jest błędna.

- **Obustronny CAAM to stan zagrożenia dla słuchu.** Dzieci z CAAM w obu uszach (około 10% pacjentów na całym świecie) MUSZĄ rozpocząć leczenie słuchu w ciągu pierwszych miesięcy po urodzeniu, aby umożliwić im normalny rozwój.

Nie należy lekceważyć leczenia jednostronnego CAAM! Rada, że „wystarczy słyszeć na jedno ucho", jest błędna.

O podejmowaniu decyzji

- **Okres, w którym można wyleczyć niedosłuch, jest ograniczony.** Należy podjąć działania i leczyć niedosłuch w pierwszych latach życia, w przeciwnym razie szansa na wyleczenie przepadnie na zawsze.
- **Działaj szybko.** Czas ma kluczowe znaczenie dla skutecznego leczenia CAAM — im wcześniej rozpocznie się leczenie, tym lepiej.

Ubytek słuchu będzie miał wpływ na życie Twojego dziecka przez całe jego życie, jeśli nie zostanie poddany leczeniu. To najważniejszy wniosek, jaki należy wynieść z tej książki.

O relacjach poza rodziną i wsparciu społeczności

- **Nawiąż kontakt ze społecznością CAAM.** Oprócz rozmów o swoich emocjach z partnerem, rodziną lub przyjaciółmi warto również nawiązać kontakt z innymi rodzicami. Wielu pacjentów i rodzin korzystających z usług Global Hearing jest wdzięcznych za rady, jakie otrzymali od osób, które przeszły tę drogę przed nimi i podzieliły się swoimi doświadczeniami oraz wskazówkami. (W Internecie można znaleźć wiele grup wsparcia, z których wiele spotyka się od czasu do czasu osobiście. Pamiętaj jednak, że niniejsza książka niekoniecznie popiera porady udzielane w tych grupach. Jeśli zdobędziesz się na odwagę, aby się skontaktować z innymi, być może zaskoczy Cię to, jak bardzo Ci to pomoże. Z czasem Ty również możesz zacząć pomagać innym.

Najważniejsze kwestie

- **Niedosłuch jest niepełnosprawnością. Prawidłowe funkcjonowanie słuchu i mózgu wymaga obu uszu.** Wczesna stymulacja słuchowa, a w przypadku utraty słuchu – leczenie – daje najlepsze wyniki. Opóźnienie leczenia poza pierwsze lata życia prowadzi do trwałych konsekwencji, których nie da się odwrócić terapią wdrożoną w późniejszym wieku.
- **Im szybciej dziecko rozpocznie leczenie, tym lepiej.** Najnowsze badania wykazały jeszcze jedno niepokojące zjawisko: długotrwałe zaburzenia słuchu mogą utrzymywać się nawet po wyleczeniu

asymetrycznego niedosłuchu, jeśli korekcja nie zostanie przeprowadzona we wczesnym okresie życia, w tzw. „krytycznym oknie czasowym".[ii]

- **Twoje dziecko potrzebuje indywidualnego planu opieki.** Chociaż niniejsza książka przedstawia ogólne wytyczne dotyczące oceny stanu zdrowia oraz informacji na temat dostępnych metod leczenia, skuteczna terapia niedosłuchu Twojego dziecka wymaga planu opieki ściśle dostosowanego do jego potrzeb. Ponieważ budowa anatomiczna każdego dziecka z CAAM jest inna, możliwości leczenia i szanse na sukces również się różnią. Tylko wykwalifikowany specjalista może pomóc Ci w opracowaniu indywidualnego planu leczenia.
- **Miej pewność co do przyszłości swojego dziecka.** Choć trudno w to uwierzyć, są w życiu rzeczy gorsze niż CAAM. Leczenie może być czasochłonne, trudne i kosztowne, ale ostatecznie może doprowadzić do normalnego rozwoju dziecka bez żadnych ograniczeń.
- **Komunikuj się z dzieckiem z pewnością siebie.** Chociaż ważne jest, aby zdawać sobie sprawę ze swoich uczuć i rozmawiać o nich, nie sprawiaj, aby dziecko miało wrażenie, że CAAM je ogranicza. Gdy rodziny szczerze i odważnie akceptują swoją sytuację oraz realizują plan leczenia w odpowiednim czasie, ich dzieci mogą cieszyć się bogatym i nieskrępowanym życiem.

Jak korzystać z tej książki

Książka ta ma służyć jako przewodnik dla rodziców dzieci z CAAM. Zawiera ona spostrzeżenia zebrane przez mój zespół podczas badania ponad 5000 dzieci w 100 ośrodkach na całym świecie oraz wykonywania ponad 3000 operacji CAAM w ciągu ponad 20 lat. Książkę tę można przeczytać od początku do końca w kolejności, w jakiej została napisana. Celowo zaprojektowaliśmy również treść tak, aby można było przeskakiwać między sekcjami w miarę potrzeb, w zależności od informacji potrzebnych w trakcie leczenia dziecka.

Pierwsze dwa rozdziały wyjaśniają, jak przebiega prawidłowy rozwój słuchu i mowy oraz jakie nieprawidłowości występują u dzieci z CAAM. Kolejne rozdziały poświęcone są badaniom i ocenie, możliwościom leczenia oraz wynikom terapii. Rozdziały te przedstawione są w kolejności, którą dopracowałem i uznałem za najbardziej skuteczną na podstawie wieloletnich doświadczeń związanych z prezentacjami i rozmowami z rodzicami. Jeśli łatwiej przyswajasz wiedzę w formie wizualnej, napisz do nas na adres atresiarepair@calear.com – chętnie udostępnimy Ci nagranie z najnowszego wykładu na temat CAAM.

Twoje dziecko i tak będzie potrzebowało indywidualnego planu leczenia, który wymaga konsultacji z lekarzem. Zapoznanie się z informacjami zawartymi w tej książce pozwoli Ci zrozumieć dostępne opcje i wspólnie ze specjalistą ustalić optymalny plan działania dla Twojego dziecka.

Podsumowanie rozdziału

- CAAM to wrodzona wada rozwojowa, która dotyczy ucha zewnętrznego i przewodu słuchowego.
- Chociaż niedosłuch jest niepełnosprawnością, istnieje nadzieja.
- Normalny słuch wymaga dwóch uszu.

„Moje życie mogło wyglądać zupełnie inaczej"

Organizacja Global Hearing otrzymała ten list od kobiety z jednostronnym CAAM, której nie leczyliśmy. Dokładnie opisuje ona niektóre wyzwania, przed jakimi staje z powodu niepełnosprawności związanej z jednostronnym niedosłuchem. Proponuję przeczytać go już teraz. Zachęcam również do powrotu do niego później, gdy dowiesz się więcej o CAAM. Wtedy zrozumiesz, dlaczego miała ona takie trudności w niektórych sytuacjach związanych ze słuchem.

Szanowny Panie Doktorze Joe Roberson!

Właśnie obejrzałam Pana film o atrezji i mikrocji. Mam łzy w oczach. Zawsze czułam się samotna i niemal szalona. Po obejrzeniu Pana filmu zrozumiałam, że tak nie jest.

Moje życie mogło wyglądać zupełnie inaczej.

Już w młodym wieku moja mama podejrzewała, że coś jest nie tak, i zabrała mnie do wielu specjalistów. Wszyscy twierdzili, że nie ma powodu do obaw – mój słuch był w porządku; moje lewe ucho było po prostu mniejsze od prawego.

W szkole ciągle miałam kłopoty. Kiedy w klasie czytaliśmy na głos książki, każdy uczeń kontynuował od miejsca, w którym skończył poprzedni. Nigdy nie byłam w stanie tego zrobić.

Mówiono mi, że jestem niegrzeczna. Nauczyciele pytali, dlaczego nie słucham.

Dzieci dokuczały mi i mówiły, że jestem głupia. Nie nadążałam za rozmowami i ciągle pytałam, o czym mówią. Nie wiedziałam, że nie słyszę.

Zaczęłam wierzyć, że po prostu nie jestem wystarczająco dobra.

W końcu tak bardzo znienawidziłam szkołę, że opuszczałam zajęcia prawie co drugi dzień. W ostatniej klasie zaczęłam po prostu odmawiać chodzenia do szkoły. Uczyłam się w domu i pojawiałam się w szkole tylko na egzaminach. Ukończyłam edukację – nie z najlepszymi wynikami, ale wszystko zaliczyłam.

W pewnym momencie mojego dorosłego życia zdałam sobie sprawę, że mój słuch nie jest w normie. Zrobiłam badania i okazało się, że jestem głucha na lewe ucho. Przeszłam kilka operacji mających na celu poszerzenie przewodu słuchowego. Moje trzecie dziecko urodziło się z atrezją i mikrocją lewego ucha [Uwaga: jest to bardzo rzadkie, ponieważ tylko w niewielkim odsetku przypadków CAAM wada ta dotyka kolejne pokolenia]. Byłam załamana. Czułam się odpowiedzialna za to.

Dopiero teraz, mając 40 lat, naprawdę zdaję sobie sprawę z tego, jak ogromny wpływ na całe moje życie miał mój niedosłuch. Gdy patrzę wstecz, aż pęka mi serce.

Mogłam osiągnąć o wiele więcej.

Wciąż odczuwam niepokój, gdy przebywam w grupie ludzi i czuję się nieporadna w rozmowach. Chociaż teraz słyszę, mam wrażenie, że brakuje mi zdolności poznawczych. Odebrało mi to wszelkie szanse na to, aby czuć się pewnie.

Piszę, aby podziękować Panu za uświadamianie ludziom, jak ważny jest słuch, zwłaszcza od najmłodszych lat. To, co przeszłam, pozostawiło we mnie wiele emocjonalnych blizn. Żadne dziecko nie powinno nigdy doświadczyć czegoś takiego.

— Matka z CAAM wychowująca dziecko z tą samą wadą rozwojową

Rozdział 1

Rozwój słuchu i mowy

Zarys rozdziału

Ten rozdział omawia:

PODSTAWY SŁUCHU: Czym jest dźwięk i jak działa słuch

PODSTAWY JĘZYKOWE: Jak dzieci rozwijają umiejętność rozumienia i posługiwania się mową

NIEDOSŁUCH: Jak niedosłuch wpływa na całe życie dzieci

Jak działa normalny słuch i dźwięk

Chociaż układy słuchowe dzieci są niewielkie, zazwyczaj są też niezwykle wydajne. Z precyzją doskonale dostrojonych instrumentów ich uszy wychwytują i przetwarzają fale dźwiękowe, ostatecznie przekazując je do mózgu w postaci impulsów elektrycznych.

Niniejsza sekcja opisuje ten proces.

Po pierwsze, czym jest dźwięk?

Dźwięk to złożona wibracja przenoszona przez powietrze. Wyobraź sobie kamień wrzucony do stawu. Gdy uderza on w wodę, fala rozchodzi się we wszystkich kierunkach. Dźwięk działa podobnie.

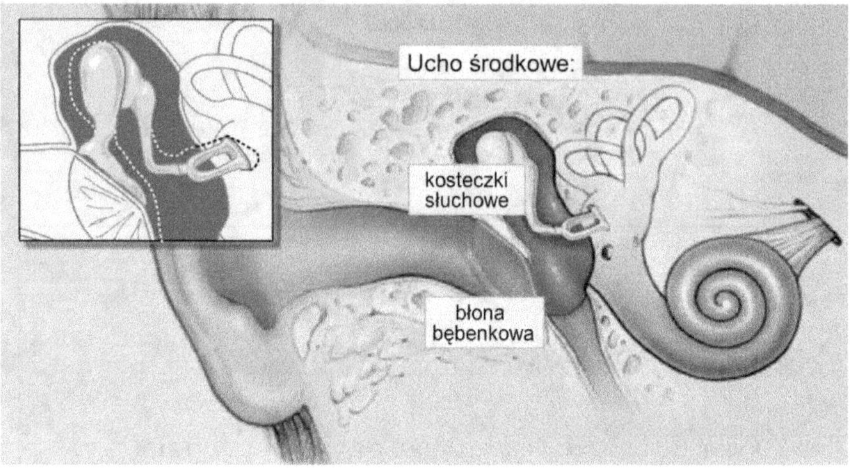

Dźwięk dostaje się do ucha zewnętrznego i przemieszcza się wzdłuż przewodu słuchowego. Następnie przechodzi przez błonę bębenkową, powodując drgania kosteczek słuchowych w uchu środkowym.

Jak działa dźwięk?

Gdy coś wydaje dźwięk, fale dźwiękowe rozchodzą się od źródła we wszystkich kierunkach. Jeśli ludzie znajdują się w zasięgu słuchu, ich uszy zewnętrzne wychwytują fale dźwiękowe i przekazują je przewodami słuchowymi do błon bębenkowych.

Elementy układu słuchowego

Ucho zewnętrzne i przewód słuchowy

Ucho zewnętrzne wychwytuje fale dźwiękowe z otoczenia i kieruje je do przewodu słuchowego.

Przeciętny układ słuchowy wychwytuje ponad 99,9% fal dźwiękowych docierających do przewodu słuchowego!

Błona bębenkowa

Błona bębenkowa (oznaczona na grafice powyżej) pokryta jest skórą. Posiada środkową warstwę tkanki łącznej, a od wewnątrz wyłożona jest tą samą tkanką, co wnętrze nosa i jamy ustnej, czyli tak zwaną błoną śluzową. Aby słuch funkcjonował prawidłowo, ta cienka błona tkankowa potrzebuje powietrza po obu stronach, aby mogła swobodnie wibrować. Gdy fala dźwiękowa uderza w błonę bębenkową, powstaje niewielka wibracja w przód i w tył.

Kosteczki słuchowe

Trzy kosteczki ucha środkowego (zwane w terminologii medycznej kosteczkami słuchowymi) przekazują następnie te drgania do wypełnionego płynem ślimaka.

Ślimak

Ślimak jest wypełniony płynem i wyścielony drobnymi strukturami zwanymi **komórkami rzęsatymi** receptorów słuchowych. Komórki te wyglądają jak małe włoski i kołyszą się, gdy drgania dźwiękowe powodują ruch płynu w ślimaku. Można je porównać do cienkich źdźbeł trawy na dnie stawu. Gdy prąd się porusza, trawa kołysze się w tę i z powrotem. Ruch komórek rzęsatych powoduje, że wysyłają one impulsy elektryczne.

Nerw słuchowy

Nerw słuchowy odbiera sygnały elektryczne z komórek rzęsatych i przenosi impulsy elektryczne generowane przez komórki receptorowe nerwu do mózgu.

Mózg

Mózg jest centralnym ośrodkiem przetwarzania przychodzących sygnałów elektrycznych w układzie słuchowym, działającym niemal jak komputer. Impulsy elektryczne w nim są rozpoznawane jako dźwięk i dekodowane w celu zinterpretowania ich znaczenia.

Układ słuchowy jest tak niewielki, że całe ucho wewnętrzne wypełnia zaledwie kilka kropel płynu. Chirurdzy muszą korzystać z mikroskopów, aby przeprowadzać operacje ucha!

Jak elementy układu słuchowego współpracują ze sobą, aby wytworzyć dźwięk

Gdy mówimy *„ucho"*, zazwyczaj mamy na myśli **ucho zewnętrzne**. **Przewód słuchowy** działa jak tunel, przenosząc dźwięk z ucha zewnętrznego do **błony bębenkowej**. Błona bębenkowa przekazuje drgania dźwiękowe do **kosteczek słuchowych**, czyli **kosteczek ucha środkowego**, które z kolei przekazują je do **ucha wewnętrznego**. Ucho wewnętrzne, zwane **ślimakiem**, jest wypełnione płynem. Odpowiada ono za przekształcanie drgań w sygnały elektryczne, które następnie są interpretowane przez **mózg**.

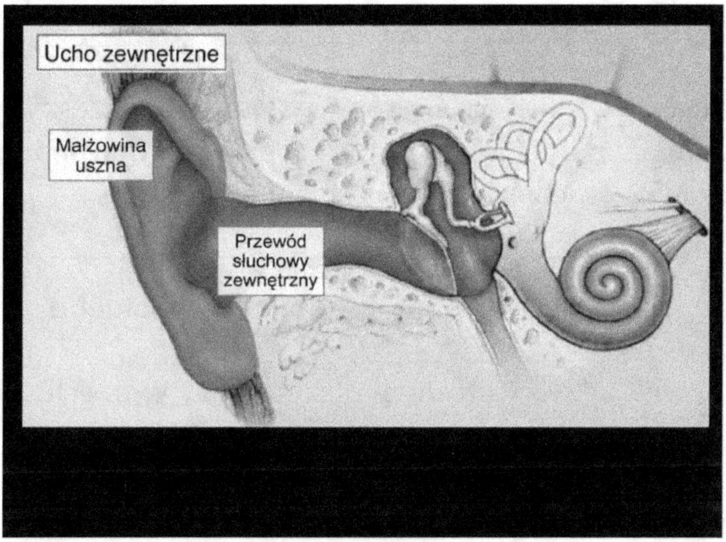

Normalna budowa anatomiczna ludzkiego ucha. Fale dźwiękowe przechodzą przez przewód słuchowy, uderzają w błonę bębenkową, a następnie są przekazywane do ucha wewnętrznego (ślimaka).

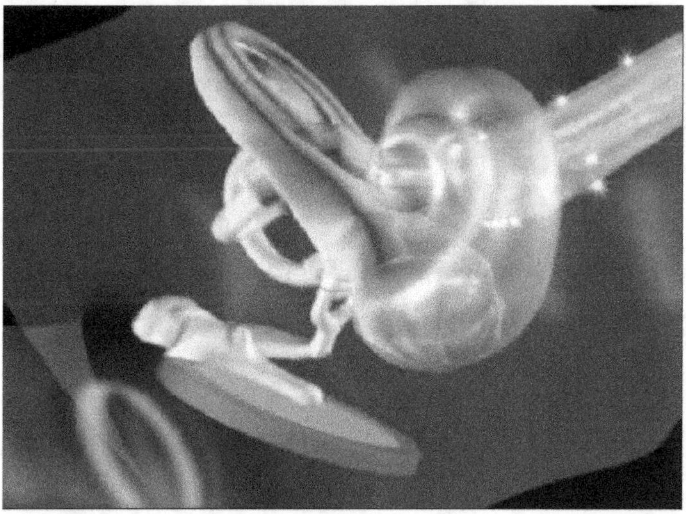

Wibracje docierające do wypełnionego płynem ucha wewnętrznego stymulują komórki rzęsate w ślimaku, wyzwalając sygnały elektryczne, które są przekazywane przez nerw słuchowy do mózgu, gdzie są one interpretowane jako dźwięk.

Jak rozwija się układ słuchowy

Układ słuchowy zaczyna się rozwijać już we wczesnym okresie ciąży — niemal natychmiast po poczęciu. Jego rozwój przebiega w trzech fazach i kończy się w pierwszym trymestrze.

Trzy etapy prenatalnego rozwoju słuchu

Ucho rozwija się we wczesnym okresie ciąży w trzech etapach.

1. Ucho wewnętrzne jest prawie gotowe miesiąc po poczęciu.
2. Przewód słuchowy tworzy się, zanim większość kobiet zdaje sobie sprawę, że jest w ciąży.
3. W 52. dniu ucho zewnętrzne jest już ukształtowane.

Etap 1: Ucho wewnętrzne

Ucho wewnętrzne zaczyna się tworzyć, gdy płód jest jeszcze malutki, a jego rozwój kończy się prawie miesiąc po poczęciu. Ślimak na początku wygląda jak skupisko komórek Potem przenosi się do podstawy czaszki i tworzy swoją ostateczną strukturę.

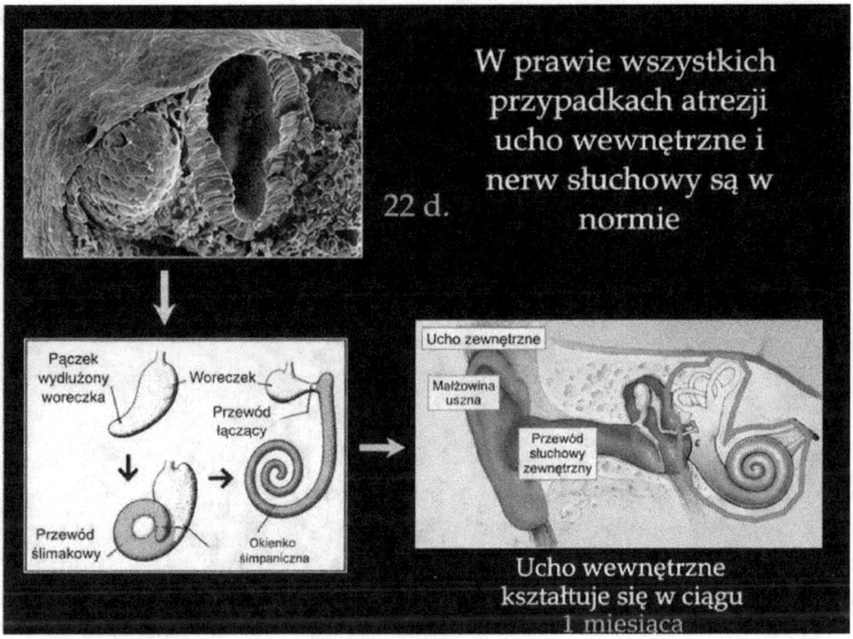

Rozwój ucha wewnętrznego kończy się w pierwszym miesiącu ciąży. Rozwój tych struktur jest zazwyczaj prawidłowy u pacjentów z CAAM.

Etap 2: Przewód słuchowy

Po uformowaniu się ucha wewnętrznego rozwija się przewód słuchowy. Zaczyna on rosnąć od zewnętrznej strony czaszki, gdzie przewód słuchowy jest widoczny na zewnątrz, i rozrasta się w kierunku ucha wewnętrznego. W tym samym czasie podobny otwór rozwija się również z tyłu gardła.

Gdy te dwa przewody łączą się, powstaje otwarty przewód słuchowy, a pomiędzy nimi znajduje się błona bębenkowa. Proces ten kończy się, zanim większość kobiet zdąży się zorientować się, że jest w ciąży.

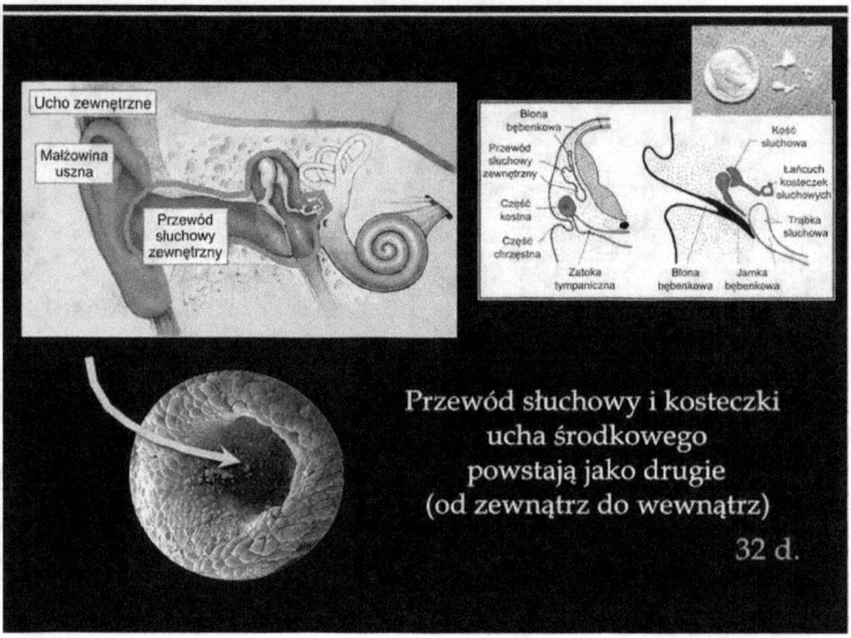

Rozwój przewodu słuchowego i kosteczek ucha środkowego w normalnym uchu kończy się w pierwszym trymestrze ciąży. Z definicji rozwój tych struktur u pacjentów z CAAM jest zawsze nieprawidłowy.

Etap 3: Ucho zewnętrzne

Ucho zewnętrzne rozwija się jako ostatnie. Sześć guzków tkankowych tworzy się, rośnie, obraca i łączy, tworząc razem ucho zewnętrzne. W 52. dniu ucho zewnętrzne jest już w pełni ukształtowane.

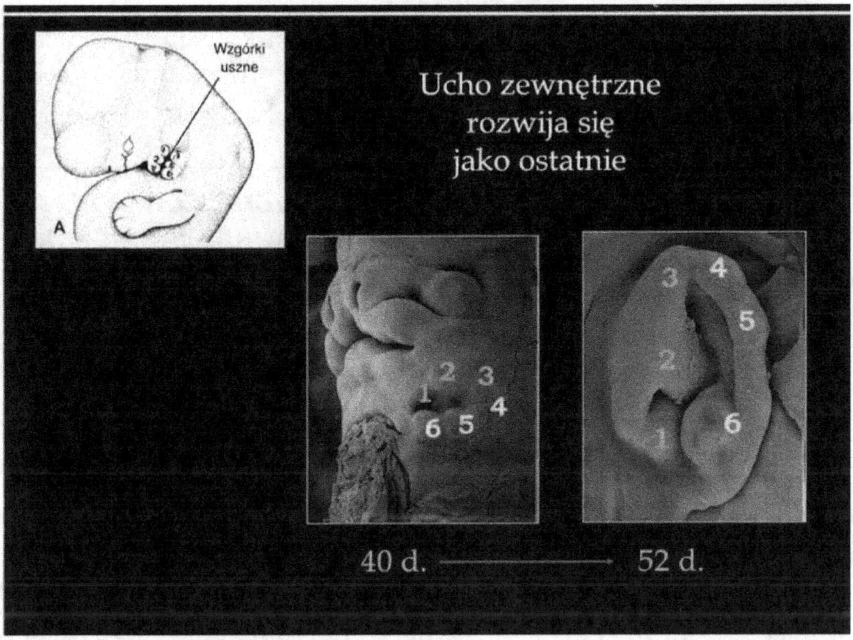

Rozwój struktur ucha zewnętrznego w macicy. Ucho zewnętrzne rozwija się jako ostatnie i jest w pełni ukształtowane dwa miesiące po poczęciu.

Czy dzieci słyszą w czasie ciąży?

Tak. Niemowlęta słyszą w łonie matki i podczas porodu. W obu przypadkach dźwięk pobudza ucho, nerwy słuchowe i sam mózg. W przypadku braku normalnej stymulacji dźwiękowej spowodowanego nieprawidłowościami układu słuchowego występującymi w CAAM mózg nie jest prawidłowo stymulowany, w wyniku czego ma trudności z osiągnięciem pełnej dojrzałości.

Wpływ słuchu na naukę i rozwój języka

Zdolność Twojego dziecka do mówienia, czytania i pisania jest nierozerwalnie związana z prawidłowym słyszeniem. Bez dźwięku lub słuchu mowa nie rozwija się tak, jak mogłaby i powinna, nawet przed urodzeniem. Ograniczony dostęp do słuchu i dźwięku może również ograniczać zdolność Twojego dziecka do czytania i pisania.

Badania pokazują, że wielu dorosłych z całkowitym niedosłuchem czyta na poziomie odpowiadającym średnio szkole podstawowej, prawdopodobnie z powodu ograniczonego dostępu do dźwięków! Dla niektórych osób jest to temat delikatny.

Dźwięk stymuluje rozwój słuchu dziecka w maksymalnym stopniu tylko przez ograniczony czas. Jeśli dzieci przegapią ten kluczowy okres, na zawsze tracą szansę na rozwinięcie normalnego słuchu. Zdecydowana większość procesu rozwoju słuchu i mowy ma miejsce w ciągu pierwszych pięciu lat życia i w większości przypadków kończy się we wczesnym okresie nastoletnim.

Czy niedosłuch szkodzi rozwojowi mózgu?

Tak! Skutki mogą być odczuwalne przez całe życie, jeśli ucho wewnętrzne, nerwy słuchowe i mózg dziecka nie są stymulowane w pierwszych miesiącach i latach życia.

Gdy struktury te odbierają dźwięk w czasie ciąży, niemowlęctwa i wczesnego dzieciństwa, aktywują połączenia neuronowe, zarówno pod względem liczby, jak i wielkości. Z drugiej strony, jeśli dźwięk nie jest dostępny we wczesnym okresie życia, liczba i wielkość połączeń neuronowych ulegają znacznemu zmniejszeniu.

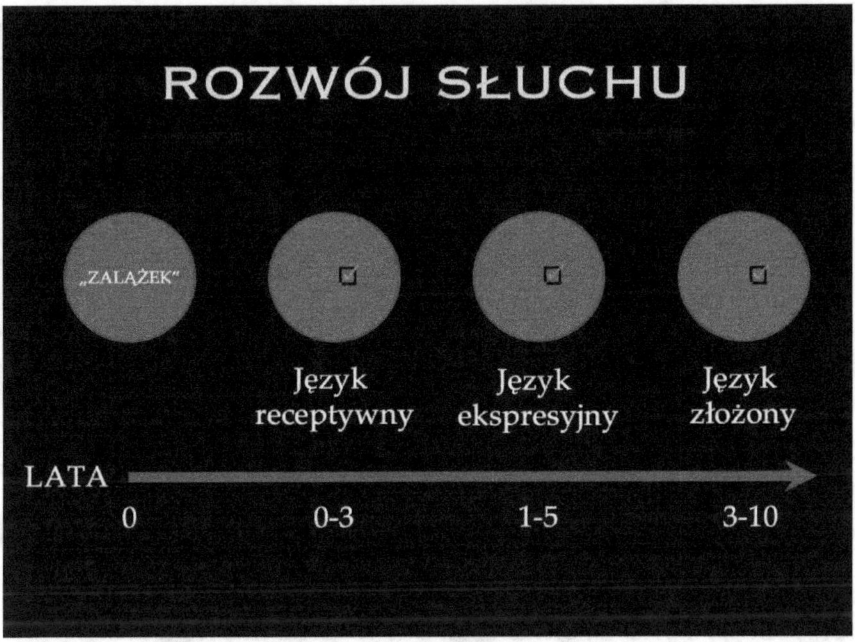

Etapy prawidłowego rozwoju słuchu w podziale na wiek w latach: język receptywny (0-3 lata), język ekspresyjny (1-5 lat) oraz język złożony (3-10 lat).

Jak dzieci uczą się mówić

Zazwyczaj dzieci słyszące rozwijają **język receptywny**, zanim zaczną wypowiadać jakiekolwiek słowa.

Język receptywny to zdolność rozumienia słów wypowiadanych. Rozwija się on, zanim dzieci będą w stanie je wypowiedzieć.

Ucząc się nowego języka, często łatwiej jest go zrozumieć niż się nim posługiwać, zwłaszcza na początku. Dzieci również rozumieją słowa, zanim same zaczną mówić. Na przykład: gdy moje dzieci miały około 12 miesięcy, bardzo się cieszyły, gdy pytałam je, czy chcą ciastko, mimo że nie znały jeszcze słów, aby same o nie poprosić.

Okres najintensywniejszego rozwoju języka receptywnego trwa mniej więcej od urodzenia do trzeciego roku życia.

Kiedy dzieci rozwijają umiejętność mówienia?

Dzieci zazwyczaj wchodzą w fazę **rozwoju języka ekspresyjnego** w wieku około jednego lub dwóch lat, a proces ten trwa zazwyczaj około pięciu lat. O ile układ słuchowy dziecka przetwarza dźwięki, w tym okresie szybko powiększa się jego słownictwo i rozwija się rozumienie struktury językowej.

Badania pokazują, że większość dzieci w wieku około pierwszego roku życia zna średnio pięć słów. Zanim większość z nich osiągnie wiek pięciu lat, ich słownictwo wzrasta do około 5000 słów.

Tempo rozwoju dzieci, u których słuch rozwija się prawidłowo, jest naprawdę niesamowite!

Kiedy kończy się rozwój słuchu?

Najbardziej **złożone elementy zdolności słyszenia** rozwijają się między 5. a 10. rokiem życia, a proces ten toczy się wolniej w okresie dojrzewania. Przykłady obejmują słyszenie kierunkowe (zdolność do zlokalizowania źródła dźwięku) oraz słyszenie w hałaśliwym otoczeniu.

Czasami rodzice zwlekają z podjęciem leczenia niedosłuchu aż do momentu, gdy jest już za późno – często dlatego, że skutki tego schorzenia ujawniają się dopiero w trzeciej lub czwartej klasie, zazwyczaj w postaci słabych wyników w nauce. Na tym etapie leczenie jest zazwyczaj bezskuteczne, ponieważ minął już kluczowy okres rozwoju mózgu i języka.

Skutki nieleczonego niedosłuchu

Typowe negatywne skutki zbyt późnego lub braku leczenia niedosłuchu to między innymi słabe rozumienie mowy w hałaśliwym otoczeniu, ograniczone zdolności uczenia się, mniej satysfakcjonujące relacje oraz niższe dochody.

Krytyczny okres rozwoju mowy

Zdolności słuchowe i językowe rozwijają się aż do okresu nastoletniego, ale najbardziej kluczowy etap rozwoju przypada na pierwszych pięć lat życia. Chociaż większość istotnych danych zebrano na podstawie badań dzieci z implantami ślimakowymi, informacje te odnoszą się do rozwoju słuchu u wszystkich dzieci. W terminologii medycznej okres ten określa się jako **krytyczny okres rozwoju**. Wiele układów organizmu ma okresy krytyczne rozwoju podobne do tych w układzie słuchowym (badania te omawiam w książce *Hear For Life: Dr. Joe's Guide To Your Child's Hearing Loss*). Opisuję to w następujący sposób (wyróżnienie dodane):

> Niedosłuch jest uleczalny, a leczenie można rozpocząć już od urodzenia.
>
> Niezwykle ważne jest szybkie podjęcie działań po postawieniu diagnozy lub pojawieniu się podejrzenia o upośledzenie słuchu u dziecka.

Jeśli przegapi się kluczowe okresy rozwoju, żadna interwencja nie będzie w stanie naprawić tych strat. Wiek, w którym rozpoczęto leczenie, jest najważniejszym czynnikiem pozwalającym przewidzieć powodzenie leczenia wrodzonego upośledzenia słuchu u dzieci.

Innymi słowy, jeśli nie zajmiemy się problemem niedosłuchu u dziecka w pierwszych latach jego życia, uszkodzenie może być nieodwracalne. Należy podjąć działania, gdy tylko się o tym dowiemy.

Podsumowanie rozdziału

Dźwięk to drganie, które rozchodzi się jak fale na wodzie.

Przeciętny układ słuchowy wychwytuje ponad 99,9% fal dźwiękowych docierających do przewodu słuchowego.

Normalne układy słuchowe rozwijają się w ciągu pierwszych trzech miesięcy ciąży. Płody słyszą już w okresie prenatalnym!

Słuch wpływa na rozwój języka i mowy przez całe życie, zwłaszcza w pierwszych pięciu-dziesięciu latach życia.

Dzieci, które nie słyszą prawidłowo w pierwszych latach życia, mogą odczuwać skutki przez całe życie.

Niedosłuch może hamować ogólny rozwój mózgu, a także wpływać negatywnie na pewność siebie dzieci, ich umiejętności społeczne, a nawet przyszłe możliwości zarobkowe.

Rozdział 2

Czego brakuje w CAAM?

Przegląd rozdziału

W tym rozdziale omówimy:

PROBLEMY: Rodzaje i przyczyny CAAM

SKUTKI: Jak CAAM wpływa na słuch, język, a nawet rozwój mózgu

WAŻNE INFORMACJE: Dlaczego potrzebujemy dwóch uszu i dlaczego dzieci z jednostronnym CAAM wymagają leczenia

NADZIEJA: Jest nadzieja dla dzieci z CAAM!

Układ słuchowy u dzieci z CAAM nie jest rozwinięty prawidłowo. Nie mają one ucha zewnętrznego, które skupiałoby dźwięk w przewodzie słuchowym. Nie mają też błony bębenkowej. Obszar, w którym normalnie powinien rozwinąć się przewód słuchowy, jest całkowicie wypełniony kością, która blokuje dotarcie dźwięku do kości ucha środkowego. Oznacza to, że dzieci z CAAM nie słyszą normalnych dźwięków, na przykład podczas rozmowy.

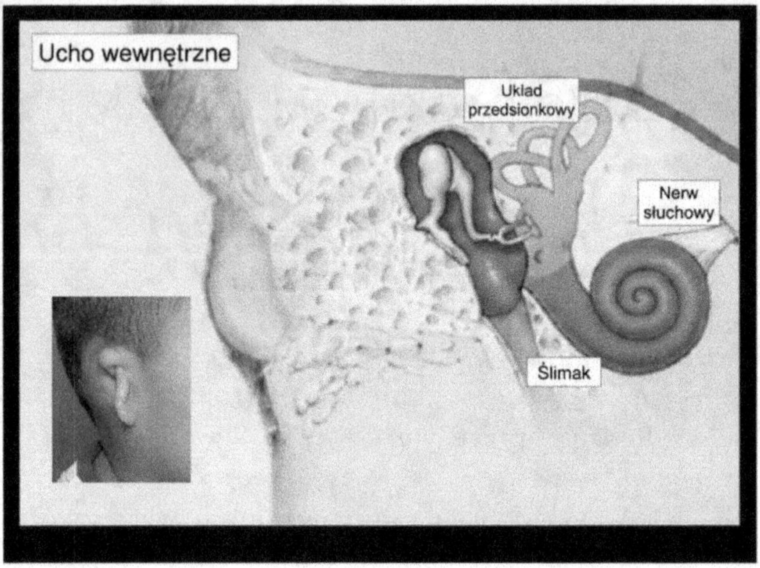

Przykład budowy anatomicznej ucha w modelu CAAM. Zwróć uwagę na brak przewodu słuchowego, błony bębenkowej i ucha zewnętrznego.

Można zauważyć, że dziecko słyszy głośniejsze dźwięki. Jest to możliwe, gdy drgania są na tyle głośne, że przechodzą przez kość czaszki bezpośrednio do ślimaka. Tego typu głośne dźwięki umożliwiają zbadanie funkcji nerwów słuchowych dziecka przed operacją CAAM. W przypadku normalnej głośności dźwięk praktycznie nie jest jednak odbierany ani przekazywany przez CAAM.

Rodzaje niedosłuchu

Aby zrozumieć ten temat, muszę przedstawić Ci kilka informacji na temat utraty słuchu. Upośledzenie słuchu dzieli się ogólnie na trzy kategorie:

- **Ubytek słuchu czuciowo-nerwowy** wynika z nieprawidłowości w funkcjonowaniu nerwu słuchowego.

- **Ubytek słuchu przewodzeniowy** wskazuje na nieprawidłowe funkcjonowanie ucha zewnętrznego, przewodu słuchowego, błony bębenkowej lub kostek słuchowych ucha środkowego. Innymi słowy, pewien problem z uchem zewnętrznym lub środkowym uniemożliwia prawidłowe przewodzenie fal dźwiękowych do ucha wewnętrznego.
- **Ubytek słuchu mieszany** obejmuje zarówno elementy czuciowo-nerwowe, jak i przewodzeniowe.

Rodzaje CAAM

Rodzaj CAAM, na który cierpi Twoje dziecko, ma wpływ na wybór najlepszego sposobu leczenia.

- **Jednostronne** CAAM: Około 90% przypadków CAAM dotyczy tylko jednego ucha. Wady ucha częściej występują po prawej stronie niż po lewej. Schorzenie to częściej dotyka również chłopców niż dziewczynki.
- **Obustronne CAAM:** Około 10% przypadków CAAM dotyczy obu uszu. W takiej sytuacji niezbędna jest wczesna ekspozycja na dźwięk za pomocą aparatów słuchowych wykorzystujących przewodnictwo kostne. Bez nich nerwy słuchowe i mózg nie są stymulowane dźwiękiem, co uniemożliwia prawidłowy rozwój mowy i języka oraz może mieć poważny i trwały wpływ na funkcjonowanie dziecka przez całe życie.

- **Częściowe CAAM:** W niewielkim odsetku przypadków dochodzi do częściowego ukształtowania przewodu słuchowego i błony bębenkowej po jednej lub obu stronach głowy. Wygląda to tak, jakby przewód słuchowy i ucho zewnętrzne zaczęły się rozwijać, ale proces ten zatrzymał się przed zakończeniem.
- **Tylko atrezja:** Rzadko, ale zdarza się, że dzieci rodzą się z poprawnie rozwiniętymi uszami zewnętrznymi, ale z nieprawidłowym lub brakującym przewodem słuchowym. Gdy występuje ten konkretny stan, prawdopodobnie wynika to z choroby genetycznej.

Przyczyny CAAM

Prawie każda matka dziecka z CAAM zadaje sobie pytanie, czy to jej zachowanie w czasie ciąży mogło przyczynić się do tej wady. Nie obwiniaj siebie ani swojego partnera.

Z badań wynika, że to, co robią rodzice, prawie nigdy nie ma wpływu na CAAM.

Wciąż pozostaje nam wiele do odkrycia, jeśli chodzi o przyczyny CAAM. Uważam, że gdy zdobędziemy wystarczająco dużo wiedzy, okaże się, że za większość przypadków odpowiada genetyka. Na przebieg tej wady wpływa jednak więcej niż jeden nieprawidłowy gen. Na przykład: leczyłem prawie dwa tuziny par bliźniąt jednojajowych, w których tylko jedno dziecko cierpiało na CAAM, mimo że bliźnięta miały identyczny materiał genetyczny. Rzadko zdarza się, by bliźniaki jednojajowe miały tę samą wadę związaną z CAAM. Gdyby schorzenie to wynikało z działania jednego genu, bliźniaki jednojajowe zawsze miałyby tę samą wadę CAAM, ponieważ mają one identyczny skład genetyczny. W jeszcze innych przypadkach, u niewielkiego odsetka pacjentów, wiemy, że CAAM jest częścią szerszego schorzenia genetycznego (zwanego medycznie **zespołem genetycznym**), które obejmuje nieprawidłowości w innych układach organizmu. Na podstawie naszej obecnej wiedzy na temat CAAM można stwierdzić, że schorzenie to w dużej mierze odpowiedzialne są geny, a niektóre z tych genów zostały już zidentyfikowane.

Myślę, że zanim Twoje dzieci będą miały własne dzieci, będziemy w stanie odpowiedzieć na pytanie, które wszyscy sobie zadają: „Co jest przyczyną tej wady i jakie jest prawdopodobieństwo, że moje przyszłe wnuki też na nią zachorują?". Chociaż lekarze robią ogromne postępy w zrozumieniu czynników ryzyka CAAM, wciąż wiele przyczyn pozostaje nieznanych. Na chwilę obecną wiemy, że:

- **CAAM często nie ma związku z historią chorób w rodzinie.** W zdecydowanej większości przypadków CAAM dotyka rodzin, w których nie odnotowano wcześniej żadnych nieprawidłowości w budowie ucha.
- **CAAM jest czasami związane z zespołami genetycznymi.** W niewielkim odsetku przypadków przyczyną schorzenia może być zespół genetyczny. Zespoły te zostały omówione w rozdziale 3.
- **CAAM zazwyczaj nie dotyka tej samej rodziny dwukrotnie.** Rodzice dziecka z CAAAM rzadko kiedy mają kolejne dziecko z tym schorzeniem. Ryzyko wystąpienia CAAM u kolejnych dzieci

wzrasta nieznacznie, chyba że w drzewie genealogicznym rodziny występuje gen powodujący zespół chorobowy ściśle powiązany z CAAM.

- **CAAM zazwyczaj nie jest wadą dziedziczną.** Osoby cierpiące na CAAM mają jedynie nieznacznie większe prawdopodobieństwo przekazania tej wady swoim dzieciom. Wyjątkiem jest sytuacja, w której rodzic z CAAM cierpi również na zespół genetyczny. W takim przypadku częstość występowania CAAM jest wyższa.
- **CAAM jest prawdopodobnie spowodowane podatnością genetyczną.** Może być również spowodowane innym czynnikiem środowiskowym, który współdziała z podatnością genetyczną. W wyjaśnieniu tych kwestii pomóc może nowa dziedzina nauki zwana epigenetyką.

Wpływ jednostronnego CAAM na działanie aparatów słuchowych u dzieci

U dzieci z CAAM przewód słuchowy i ucho zewnętrzne nie rozwijają się prawidłowo. Niezależnie od tego, czy dotyczy to tylko jednego ucha, czy obu, to nieprawidłowe rozwinięcie ma wpływ nie tylko na układ słuchowy dziecka. Cierpią na tym również jego umiejętności językowe i mowy[iii] , a także szereg innych czynników, które omówimy za chwilę. Dzieci z jednostronnym CAAM wyglądają, jakby funkcjonowały normalnie w cichym otoczeniu, ale mają poważne trudności ze słyszeniem w standardowych warunkach.

Wpływ CAAM na język

Czy zdarzyło Ci się kiedyś zastanawiać nad tym, dlaczego mamy parę uszu? To dobre pytanie, w które warto się zagłębić, zwłaszcza jeśli Twoje dziecko urodziło się z jednostronnym CAAM, a Twoja rodzina próbuje ustalić, czy jedno sprawne ucho wystarczy.

Nasze uszy działają w parze.

Zarówno dzieci, jak i dorośli borykają się z pewnymi ograniczeniami, gdy słyszą tylko na jedno ucho. Opóźnia to ich proces uczenia się i rozwój językowy. Mogą mieć problemy z pewnością siebie w kontaktach społecznych, ponieważ słyszenie w sytuacjach towarzyskich sprawia im trudności. W tej sekcji omówimy, dlaczego jedno ucho to za mało i dlaczego należy zrozumieć, że człowiek potrzebuje dwóch uszu. Jest to istotne, zwłaszcza gdy zamierzasz podjąć kluczowe decyzje dotyczące leczenia swojego dziecka z CAAM.

Nasze możliwości dzięki parze uszu

Mając sprawną parę uszu, zyskujemy kilka istotnych przewag nad osobami ze sprawnym tylko jednym uchem.

Osoby z dwoma uszami słyszą różne sygnały

Każde ucho wysyła do mózgu odrębne sygnały elektryczne. Mózg wykorzystuje te sygnały do realizacji ważnych funkcji w naszym codziennym życiu, które pozwalają nam czuć się pewnie, zachować bezpieczeństwo i podejmować trafne decyzje. Bez pary uszu dzieci nie mają dostępu do ważnych zdolności słuchowych.

Osoby z parą sprawnych uszu słyszą dźwięki głośniej

Ten sam dźwięk wydaje się głośniejszy, gdy słyszymy go obydwoma uszami. Zjawisko to nazywa się sumowaniem binauralnym. Wyobraź sobie, że ktoś woła Cię z innego pokoju. Para uszu wzmacnia głośność cichych dźwięków dochodzących z daleka.

Osoby z dwoma sprawnymi uszami mają lepiej rozwinięte zdolności językowe

Rozwój językowy jest silnie powiązany z normalnym słyszeniem obuusznym. Ma on również duży wpływ na wyniki w pracy i szkole.

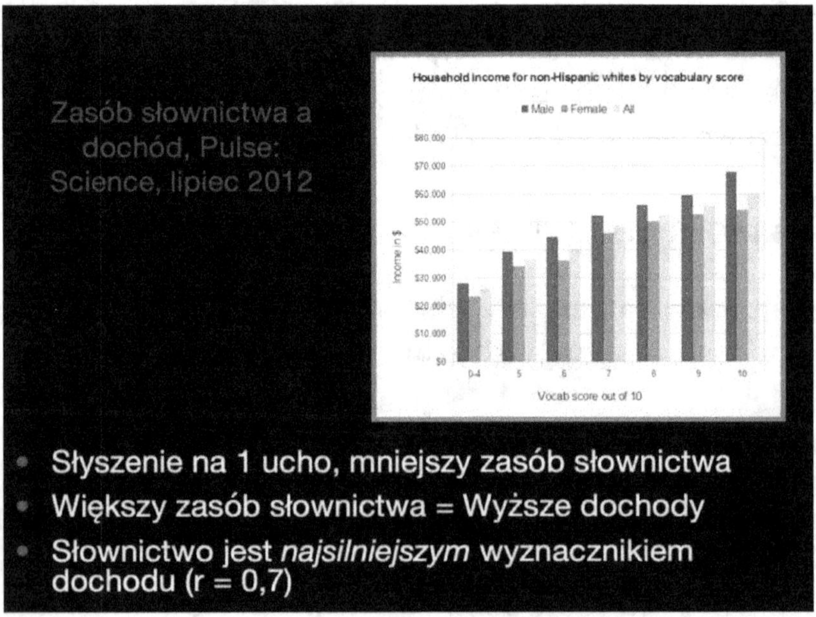

Słuch ma duży wpływ na zasób słownictwa,
które jest najsilniejszym czynnikiem prognostycznym dochodów.

Osoby ze sprawną parą uszu potrafią określić, skąd dochodzi dźwięk

Dźwięk często dociera do jednego ucha szybciej niż do drugiego. Dzięki sygnałom dźwiękowym docierającym do obu uszu nasz mózg interpretuje różnicę w czasie, aby zlokalizować źródło dźwięku. Taka lokalizacja dźwięku nie jest możliwa w przypadku osoby słyszącej tylko na jedno ucho. Osoby z prawidłowo rozwiniętym słuchem potrafią określić, skąd dochodzi dźwięk, nie zauważając jego źródła. Osoby słyszące tylko na jedno ucho mają znacznie większe trudności z ustaleniem, skąd pochodzi dźwięk.

Para uszu kontra jedno: praktyczny przykład

Wyobraź sobie, że Twoje dziecko chce przejść przez ulicę. Jednym uchem słyszy syrenę ambulansu. Jeśli jednak nie widzi pojazdu, nie może stwierdzić, czy przejście jest bezpieczne, czy też powinno poczekać, ponieważ nie jest w stanie określić, z której strony karetka. Dzięki dwóm uszom może ustalić, skąd dochodzi dźwięk – czy się zbliża, czy oddala – i podjąć najlepszą decyzję.

Dzieci i dorośli z jednostronnym CAAM nie potrafią zlokalizować źródła dźwięku. Co więcej, pacjenci korzystający z aparatów słuchowych przewodzenia kostnego (takich jak BAHA, Ponto czy BoneBridge) również nie mają zdolności orientacji kierunkowej. Więcej o tych urządzeniach dowiesz się z rozdziału 4.

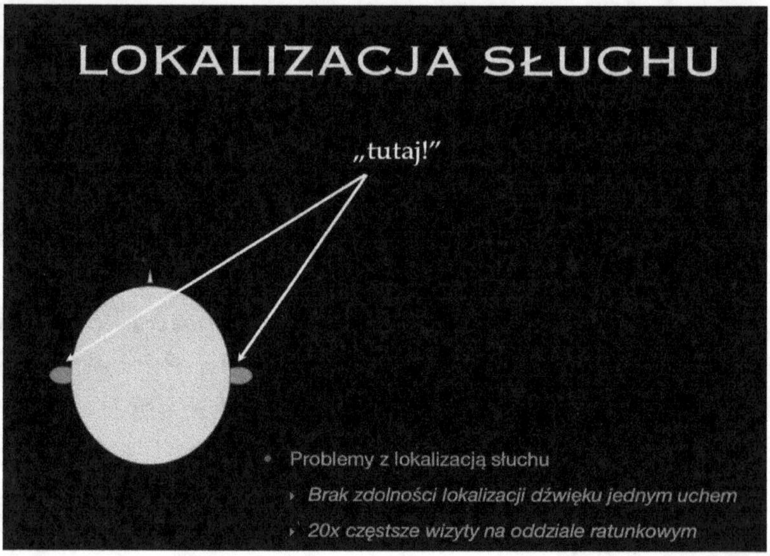

Określenie, skąd dochodzi dźwięk, jest ważną umiejętnością zapewniającą bezpieczeństwo, przydatną w wielu codziennych sytuacjach, takich jak przechodzenie przez ulicę lub poruszanie się w tłumie.

Dzieci z zaburzeniami orientacji przestrzennej trafiają na pogotowie 20 razy częściej niż inne dzieci.

Oto kolejny przykład, tym razem mniej poważny: dziecko na boisku sportowym może usłyszeć krzyczącego kolegę z drużyny: „Podaj mi piłkę! Jestem wolny!". Tylko dzięki dwóm uszom może zorientować się, skąd dochodzi głos, i odpowiednio zareagować.

Osoby z parą sprawnych uszu lepiej słyszą w hałasie

Niemal zawsze pacjenci, którzy przeszli operację korygującą CAAM, mówią mi, że najbardziej cenią sobie możliwość rozumienia dźwięków w hałasie. Dlaczego?

Osoby z jednostronnym CAAM słyszą normalnie w cichym otoczeniu, ale ich rozumienie spada do 60% w warunkach umiarkowanego hałasu, takich jak ruchliwe spotkanie, restauracja czy sala lekcyjna.

Większość życia spędzamy w morzu dźwięków. Nasze uszy przekazują otaczające nas dźwięki do mózgu, a mózg wybiera to, co chcemy usłyszeć. Ucho można porównać do odbiornika, który przesyła każdy dźwięk wzdłuż nerwu słuchowego, a mózg do filtra lub procesora. Aby funkcja filtrowania mogła działać, mózg potrzebuje dwóch uszu. Mózg potrzebuje również dwóch uszu w krytycznym okresie rozwoju, aby rozwinąć zdolność filtrowania — nie rodzimy się z nią. Nawet osoby z parą normalnie słyszących uszu mają większe trudności z interpretacją dźwięków w głośnym otoczeniu, takim jak sale lekcyjne, tłumy, sklepy spożywcze, siłownie, kawiarnie czy restauracje.

Słuch w restauracji: Słyszysz mnie?

Wyobraź sobie, że jesz kolację z przyjacielem w głośnej restauracji. Sztućce brzęczą o talerze, ludzie rozmawiają przy sąsiednich stolikach, krzesła przesuwają się po podłodze, a kucharze pracują w kuchni. Nawet jeśli nie masz żadnych problemów z uszami, musisz włożyć więcej wysiłku w to, aby usłyszeć swojego przyjaciela niż w cichym pomieszczeniu, a utrata fragmentów rozmowy może być irytująca.

Ta sama trudność dotyczy innych sytuacji w miejscach publicznych. Wyobraź sobie, jak trudno byłoby Ci zrozumieć tylko 6 z 10 słów wypowiadanych przez Twojego znajomego! Czy zdajesz sobie sprawę z tego, jak mogłoby to wpłynąć na Twoje oceny w szkole lub wyniki w pracy?

Średnio osoba z parą całkowicie sprawnych uszu rozumie 95% słów w hałasie otoczenia. Osoba z jednym słyszącym uchem rozumie natomiast tylko 60–65%.

Ten fakt wyjaśnia, dlaczego dzieci z jednostronnym CAAM są wyraźnie sfrustrowane, a czasem rozkojarzone i/lub przeszkadzają w klasie, gdy wzrasta poziom hałasu. Nie słyszą bowiem swoich kolegów ani poleceń nauczyciela! Niestety, nauczyciele często błędnie to interpretują i sądzą, że dzieci mają problemy z koncentracją lub zachowaniem.

Biorąc pod uwagę te wyzwania, nie dziwi więc fakt, że dzieci z jednostronnym niedosłuchem (CAAM) są 10 razy bardziej narażone na powtarzanie klasy, a dorośli z jednostronnym niedosłuchem zarabiają zaledwie dwie trzecie średniego dochodu!

Te trudności sytuacyjne i funkcjonalne mają wpływ na osoby z niedosłuchem przez całe ich życie.

Co zrobić, gdy lekarze twierdzą, że jedno ucho wystarczy?

Na całym świecie spotykam rodziców, którym lekarz, chirurg plastyczny, pediatra lub ktoś, kto chciał im pomóc, powiedział: „Wasze dziecko słyszy normalnie na jedno ucho. Nie musicie się martwić o jego słuch ani rozwój, jeśli ma jednostronne CAAM".

Chociaż jedno ucho jest zdecydowanie lepsze niż żadne, stwierdzenie, że nie ma to negatywnego wpływu na życie, jest fałszywe – bez względu na to, jak dobre są intencje osoby, która je wypowiada.

Takie błędne stwierdzenia wynikają prawdopodobnie z tego, że podczas studiów większość lekarzy nie zdobywa wiedzy na temat rozwoju słuchu i mowy. Teraz wiesz już więcej niż oni i możesz zabezpieczyć przyszłość swojego dziecka przed nieodwracalnymi zaburzeniami rozwoju.

Działający w dobrej wierze specjaliści (a także niektórzy rodzice) popełniają błąd, stwierdzając, że zdolność słyszenia dziecka w cichej atmosferze wydaje się normalna, i w rezultacie dochodzą do wniosku, że nie ma potrzeby podejmowania żadnych działań. To prawda, że zdolność słyszenia dziecka w ciszy przy użyciu jednego ucha wydaje się normalna. Problem leży jednak w trudniejszych obszarach słuchu, o których mowa powyżej: słyszeniu kierunkowym, słyszeniu cichych dźwięków oraz, co najważniejsze, słyszeniu w sytuacjach hałaśliwych.

Ważne jest, aby zrozumieć tę subtelną zasadę: przywrócenie słuchu obuusznego jest niezbędne do rozwoju wymienionych powyżej zdolności. Co więcej, słuch musi zostać przywrócony w krytycznym okresie rozwoju, który przypada na pierwsze kilka lat życia. Okres ten często występuje PRZED pojawieniem się wyżej wymienionych zaburzeń słuchu, ponieważ małe dzieci rzadko wymagają dużego wysiłku słuchowego w pierwszych latach życia. **Nieleczone ograniczenia często ujawniają się w wieku nastoletnim — wtedy jednak może być już za późno na ich skorygowanie, ponieważ dziecko przekroczyło już krytyczny okres rozwoju.**

Powrót do zdrowia po operacji jest możliwy

Pacjenci, którzy przeszli operację rekonstrukcyjną z powodu jednostronnego CAAM, często mówią mojemu zespołowi, że po raz pierwszy są w stanie rozmawiać ze znajomymi na korytarzu między lekcjami. Często też mówią o znacznej poprawie w zrozumieniu nowych zagadnień w szkole.

Rodzice z kolei zauważają, że dzieci zaczynają słyszeć, co się mówi, siedząc na tylnym siedzeniu samochodu, nawet gdy gra radio. Mogą wołać dziecko z innego pokoju w domu, a ono po raz pierwszy wie, skąd dochodzi głos. Inni mówią nam, że ich dzieci prawie w ogóle nie używają już słowa „co?" lub „słucham?". Jeszcze inni dzielą się spostrzeżeniem, że oceny ich dzieci znacznie się poprawiły.

Na końcu części wprowadzającej tej książki zamieściłem list, w którym autor opisuje swoje trudności ze słyszeniem w hałaśliwym otoczeniu, i obiecałem, że poproszę Cię o ponowne przeczytanie go później. Nadszedł czas, aby to zrobić. Pozwoli Ci to na nowo zrozumieć, jak ważne jest to w życiu człowieka.

Podsumowanie rozdziału

Uszy działają w parze. Mózg nie jest w stanie w pełni przetwarzać dźwięków, jeśli sygnał dociera tylko do jednego ucha.

Rozpoznawanie kierunku dźwięku, czyli zdolność do określenia, skąd dochodzi dźwięk, jest możliwe tylko przy pomocy pary słyszących uszu, które odbierają niezależne sygnały dźwiękowe. Osoby z tylko jednym słyszącym uchem lub korzystające z aparatów słuchowych (takich jak BAHA lub Ponto), które stymulują każde ucho w sposób nieselektywny, nie są w stanie rozpoznać kierunku dźwięku.

Osoby z odpowiednio rozwiniętym słuchem słyszą w hałasie tylko na 95% swoich możliwości. Osoby z jednostronnym CAAM słyszą na około 60–65% swoich możliwości.

Nauczyciele często błędnie zakładają, że uczniowie z jednostronnym niedosłuchem mają problemy behawioralne lub trudności w nauce. W rzeczywistości mózgi tych uczniów po prostu nie są w stanie wychwycić dźwięków w hałaśliwym otoczeniu klasy. Mogą pojawić się takie objawy, jak brak uwagi, gniew, odmowa udziału w zajęciach i inne podobne problemy behawioralne.

Do typowych korzyści, o których mówią pacjenci po przywróceniu słuchu w obu uszach, należą lepsze oceny w szkole i bardziej satysfakcjonujące relacje z innymi. Długoterminowe statystyki pokazują, że osoby ze sprawną parą uszu osiągają wyższe dochody.

Rozdział 3

Testowanie i ocena

Zarys rozdziału

Niniejszy rozdział omawia:

MAPY SŁUCHOWE (HEAR MAPS): jest to obecnie standardowa na świecie struktura służąca do oceny pacjentów z CAAM

NAJLEPSZE PRAKTYKI: Jak lekarze powinni formułować zalecenia dotyczące leczenia oraz w jaki sposób rodziny mogą wspierać skuteczną komunikację między personelem medycznym a placówkami leczniczymi

Już na początku mojej pracy z CAAM zrozumiałem, że potrzebny jest znormalizowany system oceny i klasyfikacji tej wady, aby:

- Ujednolicić systematyczną ocenę każdego pacjenta
- Wspierać sprawną komunikację między pracownikami służby zdrowia i placówkami leczniczymi
- Wspierać wyciąganie trafnych wniosków na podstawie wyników leczenia, abyśmy mogli lepiej doradzać nowym pacjentom w kwestii planów leczenia

International Journal of Pediatric Otorhinolaryngology 77 (2013) 1551–1554

Contents lists available at SciVerse ScienceDirect

International Journal of Pediatric Otorhinolaryngology

journal homepage: www.elsevier.com/locate/ijporl

HEAR MAPS a classification for congenital microtia/atresia based on the evaluation of 742 patients

Joseph B. Roberson Jr.[a,*], Hernan Goldsztein[a], Ashley Balaker[a], Stephen A. Schendel[a], John F. Reinisch[b]

[a] California Ear Institute, 1900 University Avenue Suite 101, E Palo Alto, CA 94303, United States
[b] Cedars Sinai Medical Center, Department of Surgery, Division of Pediatric Plastic Surgery, Los Angeles, CA, United States

ARTICLE INFO

Article history:
Received 1 May 2013
Received in revised form 3 July 2013
Accepted 5 July 2013
Available online 7 August 2013

Keywords:
Otology
Congenital ear anomalies
Aural atresia
Microtia

ABSTRACT

Objective: Describe anatomical and radiological findings in 742 patients evaluated for congenital aural atresia and microtia by a multidisciplinary team.

Develop a new classification method to enhance multidisciplinary communication regarding patients with congenital aural atresia and microtia.

Methods: Retrospective chart review with descriptive analysis of findings arising from the evaluation of patients with congenital atresia and microtia between January 2008 and January 2012 at a multidisciplinary tertiary referral center.

Results: We developed a classification method based on the acronym HEAR MAPS (Hearing, Ear [microtia], Atresia grade, Remnant earlobe, Mandible development, Asymmetry of soft tissue, Paralysis of the facial nerve and Syndromes). We used this method to evaluate 742 consecutive congenital atresia and microtia patients between 2008 and January of 2012. Grade 3 microtia was the most common external ear malformation (76%). Pre-operative Jahrsdoerfer scale was 9 (19%), 8 (39%), 7 (19%), and 6 or less (22%). Twenty three percent of patients had varying degrees of hypoplasia of the mandible. Less than 10% of patients had an identified associated syndrome.

Conclusion: Patients with congenital aural atresia and microtia often require the intervention of audiology, otology, plastic surgery, craniofacial surgery and speech and language professionals to achieve optimal functional and esthetic reconstruction. Good communication between these disciplines is essential for coordination of care. We describe our use of a new classification method that efficiently describes the physical and radiologic findings in microtia/atresia patients to improve communication amongst care providers.

Powyższy artykuł[iv] opisuje system, który stworzyłem wraz z innymi członkami zespołu. System ten to HEAR MAPS, czyli akronim utworzony z następujących pojęć:

- **Hearing (Słuch):** Na podstawie wyników badania słuchu dziecka (audiogramu) ocenia się funkcjonowanie nerwu słuchowego ucha wewnętrznego oraz stopień utraty słuchu spowodowany nieprawidłowością anatomiczną wynikającą z CAAM.
- **External Ear (Ucho zewnętrzne):** Opisuje stopień nasilenia i rodzaj wady rozwojowej ucha zewnętrznego.

- **Atresia score (Wskaźnik atrezji):** Opracowany w oparciu o 10-punktową skalę i ustalany na podstawie specjalnego rodzaju zdjęcia rentgenowskiego ucha wewnętrznego, znanego jako tomografia komputerowa. Wskaźnik ten pomaga w ocenie kwalifikacji pacjenta do chirurgicznego utworzenia przewodu słuchowego, a także pozwala przewidzieć oczekiwany wynik leczenia słuchu po udanej operacji.
- **Remnant Lobe (Resztki płata ucha):** Określają ilość obecnej tkanki płata ucha.
- **Mandible (Żuchwa):** Określa, czy kość żuchwy jest prawidłowo ukształtowana, czy też wymaga leczenia.
- **Asymmetry of Facial Soft Tissue (Asymetria tkanek miękkich twarzy):** Określa, czy tkanki twarzy inne niż kostne są prawidłowo ukształtowane, czy też wymagają zabiegu powiększenia, aby uzyskać bardziej symetryczny wygląd.
- **Paralysis of Facial Nerve (Porażenie nerwu twarzowego):** Określa, czy występują jakiekolwiek nieprawidłowości w ruchach mięśni twarzy spowodowane nieprawidłowością nerwu twarzowego, który przebiega przez ucho.
- **Syndromes (Zespoły chorobowe)**: Identyfikuje wszelkie znane nieprawidłowości genetyczne, które spowodowały CAAM i mogą powodować inne problemy w układach organizmu.

Każde dziecko powinno przejść badanie pozwalające określić wszystkie elementy HEAR MAPS, aby móc dobrać najlepsze metody leczenia jego schorzenia.

Zleciłem również stworzenie specjalnej bazy danych, dzięki której możemy śledzić wyniki HEAR MAPS dla każdego pacjenta. Dzięki temu, w oparciu o dane naukowe, możemy formułować zalecenia dotyczące tego, jakie leczenie najlepiej sprawdza się w przypadku poszczególnych kombinacji wyników HEAR MAPS. Baza danych zawiera obecnie dane ponad 5000 pacjentów z całego świata i stanowi podstawę wielu zaleceń, które znajdziesz w dalszej części tej książki.

Przyjrzyjmy się kolejno każdemu elementowi HEAR MAPS i opiszmy proces jego oceny. Naszym celem jest uzyskanie pełnego wyniku HEAR MAPS, który pozwoli na indywidualne dostosowanie planu leczenia. Pełny wynik HEAR MAPS można ustalić u dzieci w wieku od 2,5 roku.

Słuch (Hearing, H)

Badania słuchu mają dwa główne cele. Po pierwsze, pozwalają ustalić, czy ucho wewnętrzne lub nerw słuchowy funkcjonują prawidłowo. Po drugie, niektóre rodzaje badań umożliwiają oszacowanie stopnia niedosłuchu spowodowanego nieprawidłowościami ucha zewnętrznego i przewodu słuchowego występującymi w CAAM. Należy zbadać każde ucho, niezależnie od tego, czy niedosłuch spowodowany CAAM dotyczy jednego, czy obu. W doświadczonych ośrodkach badania można przeprowadzić już kilka godzin po urodzeniu. Rodzaj badania zależy od wieku pacjenta. Ta sekcja jest długa i techniczna, więc nie martw się, jeśli tylko ją przejrzysz — możesz polegać na profesjonalistach, którzy są biegli w badaniu dzieci i dostarczą komplet potrzebnych danych. Zamieszczam ją, ponieważ zawiera ona również kryteria oceny potencjalnych placówek badawczych oraz informacje o tym, jakie badania powinno przejść Twoje dziecko.

Kiedy należy zbadać słuch dziecka?

Badanie słuchu można przeprowadzić w ciągu kilku godzin od urodzenia. Zaleca się, aby zbadać słuch dziecka jak najszybciej po urodzeniu.

Jak znaleźć ośrodek przeprowadzający badania słuchu?

Im wcześniej zbadasz słuch swojego dziecka, tym lepiej. Właśnie dlatego większość stanów w Stanach Zjednoczonych wprowadziła prawny obowiązek badania słuchu zaraz po urodzeniu. Jeśli w Twoim kraju lub stanie nie ma takiej możliwości, poszukaj informacji w mediach społecznościowych i zapytaj innych rodziców. Czasami trzeba udać się do większego miasta, aby znaleźć odpowiednią placówkę.

Jeśli placówka nie przeprowadzała wcześniej badań słuchu u dzieci lub nie zatrudnia specjalisty od leczenia dzieci, lepiej jej unikać.

Gdzie udać się na badanie słuchu?

Badanie słuchu można wykonać w każdym wieku, o ile placówka dysponuje odpowiednim sprzętem do obiektywnych badań oraz wykwalifikowanym personelem.

Badania słuchu u małych dzieci wymagają doświadczonych, doskonale wyszkolonych i utalentowanych audiologów oraz otologów dziecięcych, a także kosztownego i delikatnego sprzętu. Wiele ośrodków audiologicznych nie dysponuje odpowiednimi warunkami, personelem ani sprzętem niezbędnym do przeprowadzenia wymaganych badań.

Ponieważ wyniki badań mają kluczowe znaczenie dla diagnozowania i leczenia zaburzeń słuchu, w razie potrzeby konieczne jest udanie się do placówki, w której potrzebne badania są wykonywane rutynowo.

Jakie dane powinny obejmować proces oceny?

Jak najwcześniej w życiu dziecka badanie słuchu powinno oceniać:

- **Stan nerwu słuchowego:** Zazwyczaj u dzieci z CAAM nerw słuchowy funkcjonuje prawidłowo.
- **Stopień niedosłuchu:** Dzieci z CAAM zazwyczaj mają znaczny niedosłuch spowodowany nieprawidłowością przewodu słuchowego. W przypadku jednostronnego CAAM ważne jest również zbadanie słuchu w uchu, które nie jest dotknięte wadą.

23% procent pacjentów z jednostronnym CAAM zbadanych przez Global Hearing ma również zaburzenia słuchu w uchu nieobjętym wadą.

Na szczęście, niedosłuch w uchu, które nie jest dotknięte wadą, często można wyleczyć w prosty i szybki sposób. W przypadku podejrzenia upośledzenia słuchu należy jak najszybciej ustalić jego rodzaj i stopień nasilenia.

Kategorie badań słuchu

Audiolog dziecięcy przeprowadzi jedno lub kilka z poniższych badań, aby ustalić, czy u dziecka występuje upośledzenie słuchu. W niektórych przypadkach konieczne może być wykonanie więcej niż jednego badania, aby uzyskać stuprocentową pewność co do obecności, rodzaju i stopnia nasilenia upośledzenia słuchu. Badania mogą być powtarzane kilkakrotnie w celu potwierdzenia wyników pierwszego badania lub w celu śledzenia przebiegu postępującego upośledzenia słuchu. W zależności od wieku dziecka konieczne może być wykonanie różnych badań.

Badania słuchu dzielą się na dwie kategorie. Poniżej znajduje się ich krótkie podsumowanie, a kolejne sekcje omawiają je bardziej szczegółowo.

1. **Badania subiektywne:** opierają się na reakcjach behawioralnych dziecka na bodźce dźwiękowe. Ponieważ badania subiektywne wymagają aktywnego udziału i czujności osoby badanej, są one zazwyczaj stosowane w przypadku starszych dzieci i dorosłych.
2. **Badania obiektywne:** nie opierają się na świadomych reakcjach wyrażanych przez dziecko. Zamiast tego mierzą one reakcje elektryczne generowane przez układ słuchowy i/lub mózg pacjenta, aby ustalić, czy dźwięk jest odbierany i przetwarzany. Jak można się domyślić, niemowlęta wymagają badań obiektywnych. Ponieważ dla uzyskania optymalnych wyników dzieci muszą być głęboko uśpione i pozostawać w bezruchu, badania te można zaplanować w porze drzemki.

Czasami konieczne jest wykonanie obu rodzajów badań. W innych przypadkach wystarczy jedno.

Audiolog i otolog powinni być w stanie określić, jakie badania są potrzebne Twojemu dziecku. Dlatego tak ważne jest, aby zaufać swoim lekarzom!

Badania subiektywne

Starsze dzieci, które w pewnym stopniu rozumieją mowę, biorą udział w testach subiektywnych, podnosząc rękę po usłyszeniu sygnału dźwiękowego. W przypadku młodszych dzieci, które nie potrafią jeszcze się komunikować, audiolodzy dziecięcy obserwują oznaki behawioralne, aby ustalić, na jakie dźwięki reagują. Do tych oznak można zaliczyć:

- Odwracanie głowy
- Rozszerzanie oczu w reakcji na dźwięk
- Warunkową reakcję, którą dzieci wykazują w odpowiedzi na inne bodźce, np. widok zabawki

Ogólnie rzecz biorąc, dzieci od drugiego lub trzeciego roku życia są już z reguły na tyle duże, aby poprawnie odpowiedzieć na pytania podczas pełnego badania audiogramowego.

Rodzaje badań subiektywnych

Istnieje kilka rodzajów badań subiektywnych służących do diagnozowania niedosłuchu.

Audiogram

Najpopularniejszy rodzaj subiektywnego badania słuchu, czyli audiogram, pozwala określić zarówno stan nerwu słuchowego, jak i to, co dzieci słyszą w normalnych, codziennych sytuacjach.

Pełny audiogram obejmuje cztery badania:

- Przewodnictwo kostne
- Przewodzenie powietrzne
- Impedancję
- Badanie rozróżniania mowy

Przewodnictwo kostne

Przewodnictwo kostne mierzy zdolność nerwu słuchowego do odbierania dźwięku (uszkodzenie nerwów słuchowych wskazuje na upośledzenie słuchu). Każde ucho jest badane osobno.

Podczas badania przewodnictwa kostnego specjalista umieszcza urządzenie na czole dziecka lub na czaszce za uchem. Urządzenie wibruje, a drgania przenoszą się przez czaszkę do ucha wewnętrznego. Jeśli włókna nerwowe ucha wewnętrznego odbierają drgania i przekształcają je w impulsy elektryczne, sygnały te docierają do mózgu, a dziecko reaguje. Jeśli włókna nerwowe ucha wewnętrznego nie działają, dziecko nie reaguje.

Przewodnictwo powietrzne

Badanie przewodnictwa powietrznego mierzy dźwięki słyszane przez przewód słuchowy. Specjalista medyczny umieszcza sondę w przewodzie słuchowym dziecka lub nad nim. Sonda emituje dźwięki o różnych poziomach wibracji i głośności, a audiolog jest w stanie określić najcichszy dźwięk, jaki dziecko potrafi wykryć przy różnych częstotliwościach.

Badanie przeprowadza się osobno dla każdego ucha.

Co zrobić, jeśli wyniki badań przewodnictwa powietrznego i kostnego są identyczne?

Gdy uszy dziecka funkcjonują prawidłowo, wyniki badań przewodnictwa powietrznego i kostnego są identyczne. Rozbieżności między tymi dwoma badaniami wskazują na występowanie niedosłuchu.

Na przykład, gdy wyniki badania przewodnictwa kostnego są lepsze niż wyniki badania przewodnictwa powietrznego, dziecko najprawdopodobniej ma niedosłuch przewodzeniowego. Stan ten często występuje w przypadku CAAM.

Impedancja

W badaniach impedancji stosuje się sondę umieszczaną w przewodzie słuchowym. Oczywiście, badanie to można wykonać wyłącznie u dzieci posiadających przewód słuchowy i błonę bębenkową. Jest ono przydatne w ustalaniu przyczyny utraty słuchu w uchu zdrowym w przypadku jednostronnego CAAM.

Badanie jest szybkie i bezbolesne. Można je przeprowadzić nawet u małych niemowląt. Mały głośnik emituje fale dźwiękowe, a pompa powietrza zmienia ciśnienie w przewodzie słuchowym. Mikrofon rejestruje reakcje.

Zmieniając ciśnienie w przewodzie słuchowym, można zmierzyć, w jaki sposób dźwięk odbija się od błony bębenkowej. Wyniki wskazują stan przestrzeni ucha środkowego.

- W normalnych warunkach przestrzeń ucha środkowego wypełniona jest wyłącznie powietrzem, co umożliwia prawidłowe drgania błony bębenkowej.

- Płyn lub jakakolwiek inna substancja w przestrzeni ucha środkowego ogranicza drgania.
- Co więcej, za pomocą sondy impedancyjnej można również zbadać działanie dwóch małych mięśni przyczepionych do kosteczek słuchowych. Dostarcza to informacji na temat przyczyny niektórych rodzajów przewodzeniowego upośledzenia słuchu.

Wyniki badania impedancji są przedstawiane na wykresie zwanym **tympanogramem**.

Testy rozróżniania mowy

Testy rozróżniania mowy są zazwyczaj przeprowadzane u dzieci oraz dorosłych z rozwiniętymi zdolnościami języka receptywnego i ekspresyjnego. Nie trzeba wiec dodawać, że niemowlętom trudno jest w nich uczestniczyć.

W ramach tego typu testów pracownik służby zdrowia wypowiada słowo, frazę lub zdanie, a pacjenci odpowiadają, powtarzając to, co, ich zdaniem, usłyszeli. Wyniki testów ocenia się na podstawie poprawności słów i fonemów. (Fonemy to elementy składowe słów.)

Załóżmy, na przykład, że audiolog wypowiada słowo „racja", a pacjent powtarza słowo „rata". Pacjent ten otrzymałby 0 punktów w kategorii słów, ponieważ powtórzył nieprawidłowe słowo. W kategorii fonemów otrzymałby 1 punkt na 2 możliwe, ponieważ poprawnie powtórzył fonem „ra".

Interpretacja audiogramu

Audiolog i otolog potrafią zinterpretować audiogram Twojego dziecka i powinni być w stanie wyjaśnić wyniki całej rodzinie. Ta sekcja jest przeznaczona dla rodziców, którzy chcą lepiej zrozumieć, jak odczytywać audiogram.

Poniższa grafika przedstawia wyniki audiogramu jednego z dzieci. Dziecko to cierpi na CAAM. Liczby na „osi Y" po lewej stronie wskazują poziom dźwięków w decybelach (dB), które dziecko odbierało podczas badania, znany potocznie jako głośność. Liczby na górnej „osi X" wykresu wskazują częstotliwość tych dźwięków. Im głośniejszy musi być dźwięk, aby dziecko go usłyszało, tym większy jego niedosłuch.

Na poniższym wykresie linia łącząca czerwone trójkąty przedstawia zdrowe i prawidłowe funkcjonowanie nerwu słuchowego. Linia łącząca zielone kropki przedstawia poziom przewodzeniowego niedosłuchu u dziecka spowodowanego CAAM. Żółta linia przerywana przedstawia obszar, w którym zazwyczaj występuje normalna mowa konwersacyjna. Odstęp między tymi dwiema liniami nazywany jest „luką powietrzno-kostną" i oznacza niedosłuch przewodzeniowego. Ten rodzaj ubytku można naśladować w zdrowym uchu, zatykając przewód słuchowy palcem.

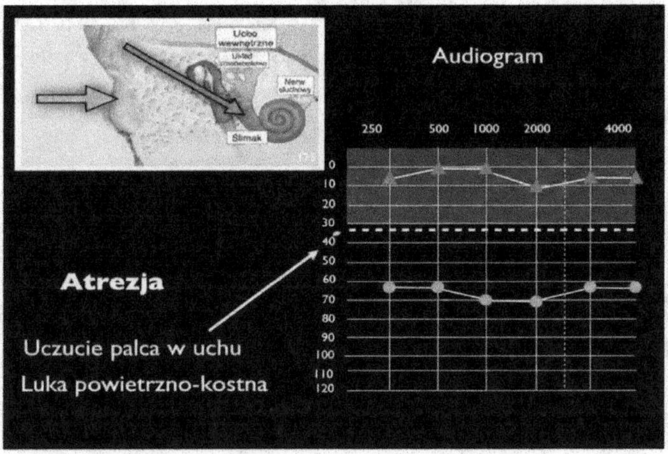

Przykład poziomów przewodnictwa powietrznego i kostnego przedstawiony na audiogramie. Czerwona linia przedstawia poziomy przewodnictwa kostnego, czyli funkcjonowanie nerwu słuchowego; zielona linia przedstawia poziomy przewodnictwa powietrznego. Różnica między tymi dwiema liniami wskazuje na niedosłuch przewodzeniowego, charakterystyczny dla CAAM. Żółta linia przedstawia natomiast poziomy słyszenia w sytuacji, gdy przewód słuchowy zostałby zatykany palcem.

Jak widać, ucho tego pacjenta słyszy tylko dźwięki o natężeniu 60 dB lub większym, takie jak krzyk. Oznacza to, że pacjent nie słyszy dźwięków normalnej mowy.

Audiometria z dźwiękami warunkowymi (CPA)

Audiometria z warunkowym bodźcem (CPA) wykorzystuje te same podstawowe parametry badania, co standardowy audiogram. Istotnym elementem badania CPA jest jednak wykształcenie u dziecka nawyku patrzenia na interesującą zabawkę w momencie pojawienia się dźwięku. Podczas tego procesu zabawka zazwyczaj porusza się i świeci w tym samym czasie, gdy emitowany jest dźwięk. Po zakończeniu wstępnego treningu audiolog dziecięcy może stwierdzić, czy dziecko słyszy dźwięk, stosując procedurę odwrotną. Gdy dziecko z niecierpliwością zwraca się w stronę zabawki, osoba przeprowadzająca badanie odtwarza dźwięk. Jeśli dziecko odwraca się od zabawki w kierunku dźwięku, jest to potwierdzenie, że dziecko usłyszało dźwięk. Badanie CPA można zazwyczaj przeprowadzać u dzieci w wieku od 1,5-2 lat.

Badania obiektywne

W badaniach obiektywnych wykorzystuje się sygnały elektryczne lub mechaniczne w celu potwierdzenia, że pacjent usłyszał dźwięk, zamiast świadomej, werbalnej informacji zwrotnej od pacjenta podczas badania. Tego rodzaju badania sprawdzają się zatem u niemowląt lub innych dzieci, które są zbyt małe, aby informować o tym, co słyszą i kiedy. Nadają się one również dla pacjentów cierpiących na inne schorzenia, takie jak autyzm, które mogą uniemożliwiać im skuteczny udział w badaniach subiektywnych.

Jak realizowane są badania obiektywne?

W przypadku niemowląt audiolog dziecięcy mierzy wyłącznie reakcje elektryczne generowane przez układ słuchowy i/lub mózg pacjenta, aby ustalić, czy dźwięk jest odbierany i przetwarzany. Aby uzyskać optymalne, obiektywne wyniki badań, niemowlęta muszą być głęboko uśpione i pozostawać całkowicie nieruchome w pozycji na plecach. W przeciwnym razie aktywność ich mięśni wywoła aktywność elektryczną, która może zagłuszyć słabe sygnały pochodzące z mózgu.

Z tego powodu badania obiektywne zazwyczaj planuje się w porze drzemki i stosuje się w nich dostępne bez recepty leki wywołujące senność, takie jak Benadryl. Czasami do przeprowadzenia badań obiektywnych konieczne jest podanie środków uspokajających, a nawet znieczulenie ogólne.

Rodzaje obiektywnych badań utraty słuchu

Można wyróżnić trzy najczęstsze rodzaje obiektywnych badań utraty słuchu.

Słuchowe potencjały wywołane pnia mózgu (ABR)

ABR to najczęściej stosowany test obiektywny służący do stwierdzenia, czy występuje niedosłuch. Badanie ABR polega na wygenerowaniu kilkuset szerokopasmowych impulsów dźwiękowych i zarejestrowaniu reakcji na nie. Reakcje te brzmią jak seria dźwięków „tik-tik-tik". Dźwięki te są przekazywane do ucha za pomocą urządzenia przewodzącego dźwięk przez kość, co pozwala zbadać funkcjonowanie nerwu słuchowego, bądź drogą powietrzną do wnętrza lub nad przewodem słuchowym.

Wydawanych jest nawet kilkaset kliknięć. Gdy dźwięk dociera z ucha do mózgu, fale mózgowe można zmierzyć za pomocą czułych elektrod umieszczonych na skórze głowy i czole. Gdy dźwięk jest „słyszalny", generowany jest przebieg o standardowej konfiguracji. Jeśli dźwięk nie jest „słyszalny", przebieg nie jest generowany.

Ponieważ wyniki badania ABR nie dostarczają tak szczegółowych informacji na temat poszczególnych częstotliwości jak audiogram, są one zazwyczaj wykorzystywane do ustalenia, czy nerw słuchowy funkcjonuje prawidłowo.

Ponieważ badanie to polega na pomiarze niewielkich impulsów elektrycznych, a każdy ruch mięśni generuje impulsy elektryczne, osoba badana musi pozostawać w bezruchu. Uzyskanie dokładnych wyników jest możliwe jedynie podczas snu lub po podaniu pacjentowi środków uspokajających. W większości przypadków u małych dzieci badanie można przeprowadzić podczas drzemki. Dzieci, które mają trudności z utrzymaniem bezruchu, wymagają jednak podania środków uspokajających, a czasami znieczulenia ogólnego, aby zapewnić dokładność wyników.

Badanie trwa zazwyczaj od jednej do dwóch godzin i wymaga od audiologa dziecięcego prawidłowej interpretacji odpowiednich fal.

Słuchowe potencjały wywołane stanu ustalonego

Badanie słuchowych potencjałów wywołanych stanu ustalonego (ASSR) wykorzystuje część tego samego sprzętu, co badanie ABR. To nowsza technologia, która jest dostępna na rynku w Stanach Zjednoczonych od czasu uzyskania zgody FDA w 2001 roku. Global Hearing oferuje badania ASSR zamiast badań ABR, ponieważ uważamy, że są one bardziej skuteczne.

Zamiast generować sygnały dźwiękowe o szerokim lub wąskim paśmie, urządzenie ASSR modyfikuje emitowany dźwięk, zmieniając jednocześnie zarówno jego natężenie, jak i częstotliwości (zarówno nieco niższe, jak i wyższe). Zaawansowana analiza komputerowa pozwala uzyskać wyniki w formacie zbliżonym do powyższego audiogramu, zawierające bardziej szczegółowe informacje na temat konkretnych częstotliwości, na których występuje upośledzenie słuchu.

Również w przypadku badania ASSR pacjent musi pozostawać w bezruchu. Badanie ASSR można przeprowadzić szybciej niż badanie ABR. Zazwyczaj zajmuje ono około godziny. Nie wszystkie ośrodki dysponują obecnie tą technologią oraz odpowiednio przeszkolonymi audiologami dziecięcymi.

Emisje otoakustyczne (OAE)

Jak już wspomnieliśmy, komórki receptorowe w ślimaku (zwane również komórkami rzęsatymi) przechwytują drgającą energię dźwiękową przemieszczającą się w uchu wewnętrznym i przekształcają ją w impulsy elektryczne. Komórki rzęsate przekazują energię elektryczną do ścieżki słuchowej, skąd jest ona przekazywana do mózgu w celu przetworzenia. Gdy komórki rzęsate odbierają i przekształcają energię drgań, wykonują one niewielkie „drgnięcie". Te niewielkie drgnięcia komórek rzęsatych wytwarzają cichy dźwięk, który jest przekazywany w odwrotnym kierunku z ucha wewnętrznego, przez kosteczki ucha środkowego, z powrotem do błony bębenkowej, skąd jest uwalniany do przewodu słuchowego.

Badanie tego typu można przeprowadzić wyłącznie w przypadku odpowiednio rozwiniętego przewodu słuchowego i błony bębenkowej, dlatego u pacjentów z CAAM stosuje się je wyłącznie w przypadku ucha nieobjętego wadą. Dźwięk wytwarzany przez te niewielkie drgawki jest zbyt cichy, aby można go było usłyszeć gołym uchem. Za pomocą czułych przyrządów można go jednak wykryć i zmierzyć.

Weźmy za przykład stare filmy o łodziach podwodnych, w których operator sonaru wysyła sygnał i czeka na jego odbicie. Na tej samej zasadzie, w uproszczeniu działa badanie emisji otoakustycznych (OAE). Powracające sygnały (lub emisje otoakustyczne) wskazują, że komórki rzęsate są obecne i aktywne. Ponieważ większość ubytków słuchu czuciowo-nerwowego wiąże się z pewnymi zaburzeniami funkcji komórek rzęsatych, jest to niezwykle przydatna informacja. W praktyce oznacza to, że jeśli słychać emisję otoakustyczną, wiadomo, że pacjent słyszy w zakresie 0–25 dB, czyli. w granicach normy.

Można wyróżnić kilka czynników, które mogą powodować niedokładne wyniki badania OAE. Płyn w uchu środkowym może zagłuszyć dźwięk generowany przez niewielką emisję otoakustyczną i błędnie wskazywać na upośledzenie słuchu w uchu wewnętrznym. Dlatego też niezbędne jest, aby wyniki tego badania były interpretowane w połączeniu z wynikami innych rodzajów badań słuchu przez wykwalifikowanego lekarza lub audiologa.

Powrót do litery „H" w HEAR MAPS

Obok litery „H" podane są dwie liczby. Pierwsza to wynik badania funkcji nerwu słuchowego (zwanego również przewodzeniem kostnym ze względu na sposób jego generowania). Druga to wynik badania przewodzenia powietrznego, w którym stosuje się następujące kategorie:

1. 0–19 dB
2. 20–29 dB
3. 30–39 dB
4. 40–49 dB
5. 50–59 dB
6. 60–69 dB
7. ≥70 dB

Osoba z prawidłowo rozwiniętym słuchem otrzymałaby oznaczenie H1.1, co oznacza, że zarówno jej nerw słuchowy, jak i przewodnictwo powietrzne są w normie. Osoba z CAAM mogłaby otrzymać oznaczenie H1.7, co informuje o tym, że nerw słuchowy jest prawidłowy, a badanie przewodnictwa powietrznego wykazuje znaczne pogorszenie słuchu – to z kolei świadczy o znacznym niedosłuchu przewodzeniowego. Dzięki tej skróconej metodzie możemy szybko udokumentować i przekazać stan słuchu pacjenta podczas badania, opierając się na wynikach wcześniej przeprowadzonych badań słuchu.

W przypadkach jednostronnego CAAM łatwo jest skupić się na uchu dotkniętym wadą. Nie należy jednak zapominać o zbadaniu drugiego, „zdrowego" ucha! W naszej grupie pacjentów aż 23% „zdrowych" uszu wykazywało niedosłuch. Ponieważ tylko jedno ucho zapewnia słuch przed leczeniem ucha dotkniętego CAAM, może to mieć duży wpływ na to, jak wyraźna stanie się wymowa pacjenta. Jeśli w zdrowym uchu występuje niewielki niedosłuch, należy o tym wiedzieć, ponieważ ma to wpływ na plan leczenia.

Ucho zewnętrzne (External Ear, E)

W przypadku mikrocji budowa ucha zewnętrznego (zwanego również małżowiną uszną) może się znacznie różnić – od normalnej budowy aż po całkowity brak ucha zewnętrznego. Z tego powodu w ramach procesu oceny stopień wad klasyfikuje się według następujących kategorii:

- E1: Normalny rozwój
- E2: Łagodna wada rozwojowa
- E3: Umiarkowana wada rozwojowa
- E4: Ciężka wada rozwojowa lub brak ucha zewnętrznego

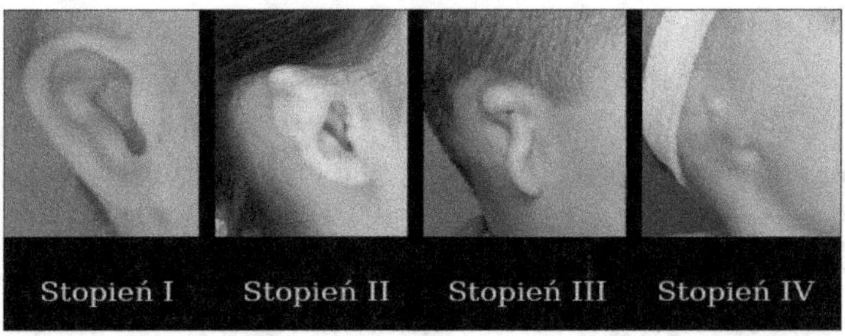

Mikrcję dzieli się na cztery typy w zależności od stopnia wady rozwojowej.

Większość pacjentów z CAAM ma wady rozwojowe ucha zewnętrznego należące do kategorii E3. Pacjenci z kategorią E1 oraz niektórzy pacjenci z kategorią E2 nie wymagają rekonstrukcji ucha zewnętrznego.

Ogólnie rzecz biorąc, im większa część ucha zewnętrznego jest zachowana, tym większe prawdopodobieństwo, że pacjent kwalifikuje się do chirurgicznego utworzenia przewodu słuchowego. Oczywiście, zdarzają się wyjątki.

Ponieważ wygląd ucha zewnętrznego nie gwarantuje stopnia wykształcenia ucha środkowego (a także z innych powodów, o których dowiesz się w dalszej części), konieczne jest wykonanie tomografii komputerowej w celu ustalenia możliwości chirurgicznej rekonstrukcji przewodu słuchowego. Niektórzy pacjenci z klasą E4 kwalifikują się do operacji przewodu słuchowego. Około 75% pacjentów z E3 kwalifikuje się do zabiegu chirurgicznego. Duży odsetek pacjentów z E2 może mieć przewód słuchowy, jeśli zostanie wybrana odpowiednia ścieżka leczenia. Na podstawie samego wyglądu ucha zewnętrznego nie da się jednak stwierdzić, czy pacjent kwalifikuje się do określonych metod leczenia.

Wynik w skali Atresia w tomografii komputerowej (A)

Tomografia komputerowa (TK) to specjalny rodzaj badania rentgenowskiego, który pozwala nam obejrzeć budowę anatomiczną ucha środkowego i wewnętrznego oraz ocenić szanse powodzenia zabiegu utworzenia przewodu słuchowego. Badanie jest przeprowadzane, gdy pacjent pozostaje w bezruchu, a jego wykonanie zajmuje zaledwie kilka minut. U małych dzieci badanie można wykonać podczas drzemki, ale w zależności od poziomu aktywności dziecka może być konieczne podanie środka uspokajającego. **Najwcześniejszy zalecany wiek do wykonania tomografii komputerowej to 2,5 roku**, aby określić kwalifikację do chirurgicznej korekcji

CAAM. W niektórych przypadkach otolog może zalecić wykonanie badania wcześniej, jeśli istnieją konkretne obawy, które wymagają szybszej oceny. Jednakże, ponieważ ucho rozwija się bardzo szybko w ciągu pierwszych 2,5 lat życia, musimy dać czas na odpowiednie dojrzewanie struktur ucha, zanim będziemy mogli wykorzystać tomografię komputerową w celu przewidzenia szansy powodzenia operacji. Jeśli badania są wykonywane przed ukończeniem 2,5 roku życia, najczęściej konieczne jest ich powtórzenie w wieku 2,5 roku, aby ocenić anatomię ucha i przyznać konkretną ocenę punktową do wykorzystania w protokole oceny HEAR MAPS.

Algorytmy komputerowe generują obrazy, które umożliwiają ocenę pod różnymi kątami. W przypadku ucha możemy również wykorzystać oprogramowanie komputerowe do usunięcia tkanek miękkich i obejrzenia kości.

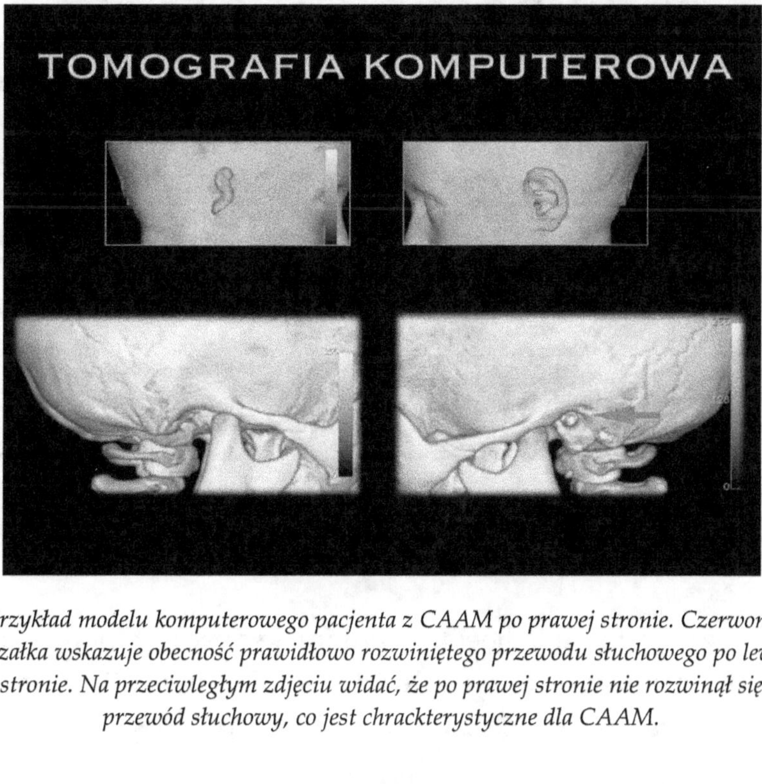

Przykład modelu komputerowego pacjenta z CAAM po prawej stronie. Czerwona strzałka wskazuje obecność prawidłowo rozwiniętego przewodu słuchowego po lewej stronie. Na przeciwległym zdjęciu widać, że po prawej stronie nie rozwinął się przewód słuchowy, co jest chrackterystyczne dla CAAM.

Powyższa grafika przedstawia trzyletniego chłopca z prawostronnym CAAM. W miejscu wskazanym czerwoną strzałką po lewej stronie znajduje się przewód słuchowy w postaci otworu w kości. Po prawej stronie nie ma jednak takiego otworu.

Wykorzystując te same dane w inny sposób, możemy zmienić obraz tak, aby obejrzeć różne przekroje ucha i otaczających struktur, podobnie jak kroi się bochenek chleba. Oglądając kolejno wszystkie przekroje, chirurdzy uzyskują obraz trójwymiarowej anatomii ucha. W poniższym przykładzie dotyczącym tego samego pacjenta kość jest biała, powietrze – czarne, a tkanka – szara.

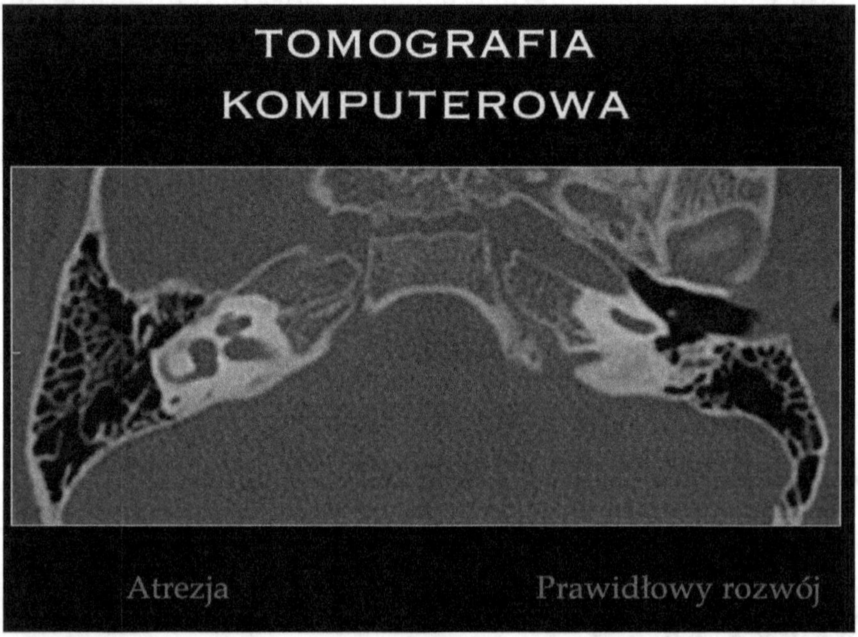

Tomografia komputerowa przedstawiająca normalne ucho po lewej stronie (prawa strona zdjęcia) z widocznym przewodem, w porównaniu z całkowitą atrezją w prawym uchu (lewa strona zdjęcia).

Analizując takie zdjęcia, oceniam je według poniższej skali, przyznając punkty w przedziale od 1 do 10[v] . Im wyższy wynik, tym większa szansa na sukces. Jak zobaczysz później, wynik badania pozwala oszacować prawdopodobieństwo uzyskania dobrych wyników słuchowych w przypadku chirurgicznej korekcji przewodu słuchowego. Poszczególne elementy anatomiczne otrzymują różną liczbę punktów, a ich suma daje wynik ogólny.

Wskaźnik atrezji (maksymalna liczba punktów)	
Ucho zewnętrzne	1
Przestrzeń ucha środkowego	1
Rozwój wyrostka sutkowego	1
Okienko okrągłe	1
Okienko owalne	1
Strzemiączko	2
Staw kowadełkowo-strzemiączkowy	1
Staw młoteczkowo-kowadełkowy	1
Nerw twarzowy	1
Łączna maksymalna liczba punktów	**10**

Ważne jest, aby chirurg przeprowadzający operację osobiście zapoznał się z wynikami badań obrazowych. Sam przeglądam każde przesłane nam badanie i nie podejmuję się przeprowadzenia operacji ani nawet nie wyznaczam terminu zabiegu, dopóki tego nie zrobię.

Podczas analizy tomografii komputerowej przyznaję punkty wyłącznie tym obszarom anatomicznym, które są prawidłowe. Jak widać po szybkim przeglądzie powyżej, nieprawidłowość ucha zewnętrznego powoduje odjęcie jednego punktu, więc najwyższy wynik, jaki większość pacjentów może uzyskać w skali CAAM, to 9. Później przedstawię statystyki dotyczące procentu sukcesów dla poszczególnych wyników oraz tego, jak dane te wpływają na decyzje dotyczące planowania leczenia.

W niewielkim odsetku przypadków (około 4% naszych pacjentów na całym świecie) w ramach CAAM może występować guz powstały w wyniku nieprawidłowego rozwoju uszu. Guz ten, jeśli nie zostanie usunięty, będzie się powiększał i stanie się zagrożeniem dla życia dziecka. Wielu lekarzy i chirurgów plastycznych nie zdaje sobie sprawy z tego niezwykle ważnego faktu. Każdego roku kierowani są do mnie pacjenci z całego świata, u których przeprowadzono rekonstrukcję małżowin usznych nad tymi guzami. Guzy te nazywane są **perlakami**. Rosną one powoli i zazwyczaj bezobjawowo, erodując kość podstawy czaszki, a w późniejszym okresie życia stanowią zagrożenie lub powodują urazy u pacjenta. Można je zidentyfikować podczas tomografii komputerowej.

Jeśli perlak nie jest poddawany leczeniu, rośnie i przedostaje się do ucha wewnętrznego, nerwu twarzowego, a nawet do mózgu. Kilka stron dalej omówię, jak postępować w przypadku perlaka. Jest to jeden z wielu powodów, dla których ważne jest skompletowanie zespołu specjalistów, aby krótko- i długoterminowe wyniki leczenia Twojego dziecka były zgodne z oczekiwaniami.

Perlaki mogą występować bez widocznych objawów. Z tego powodu wszyscy pacjenci z CAAM przed jakąkolwiek operacją ucha muszą przejść tomografię komputerową – nawet jeśli przewód słuchowy nie będzie tworzony chirurgicznie!

Wysokiej jakości tomografia komputerowa umożliwia prześledzenie przebiegu nerwu twarzowego w obrębie ucha. Chirurg przeprowadzający operację CAAM powinien dokładnie zapoznać się z wynikiem tomografii komputerowej, aby zrozumieć, gdzie przebiega nerw twarzowy. W rzadkich przypadkach nerw twarzowy znajduje się w miejscu, w którym może być łatwiej uszkodzony. Oczywiście, jest to szczegół anatomiczny, który najlepiej ustalić na podstawie przedoperacyjnej tomografii komputerowej, a nie na sali operacyjnej w trakcie zabiegu.

Ocena wyników tomografii komputerowej pozwala ustalić, czy pacjent kwalifikuje się do operacji przewodu słuchowego, i stanowi jedyną metodę wykrycia potencjalnie groźnych schorzeń, których nie widać na zewnątrz zniekształconego ucha. Każde dziecko z CAAM musi przejść to badanie.

Wynik badania tomografii komputerowej pacjenta jest najważniejszym czynnikiem pozwalającym ocenić, czy operacja przewodu ma duże szanse na powodzenie. Przy wyniku TK wynoszącym 6 lub więcej zaleca się wykonanie operacji przewodu. Wynik 4 lub niższy rzadko uzasadnia przeprowadzenie operacji przewodu słuchowego. Wynik 5 lub wynik graniczny może uzasadniać operację w niektórych sytuacjach, a w innych nie.

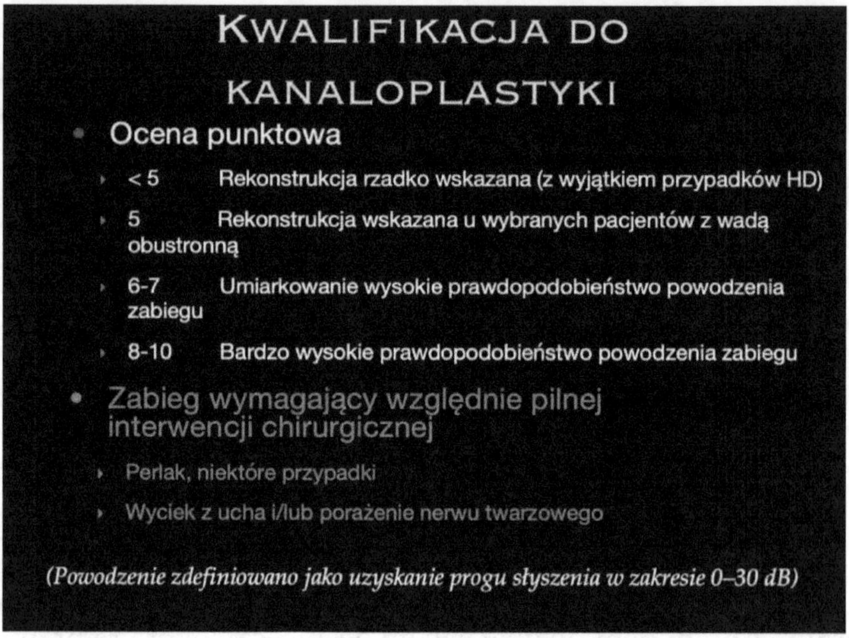

Stopień wyniku tomografii komputerowej decyduje o kwalifikacji do operacji.

Omówienie wyników badania tomografii komputerowej z wybranym chirurgiem ma kluczowe znaczenie dla powodzenia zabiegu, gdy rozważa się wykonanie przewodu słuchowego i błony bębenkowej w celu przywrócenia normalnego słuchu.

W dwóch sytuacjach może zaistnieć konieczność przeprowadzenia pilnej operacji. Pierwsza z nich dotyczy perlakowego zapalenia ucha środkowego, które omówimy bardziej szczegółowo poniżej. Druga dotyczy niekontrolowanego zapalenia ucha środkowego w uchu dotkniętym atrezją, które może rozprzestrzenić się i spowodować uszkodzenie nerwu twarzowego lub dotrzeć do mózgu, wywołując zapalenie opon mózgowych.

Resztki płatka ucha (Remnant Lobe, R)

W przypadku CAAM płatek ucha jest prawie zawsze obecny. Znajduje się on w nieprawidłowym położeniu – zazwyczaj pionowym – i jest przesunięty w kierunku twarzy. Niemniej jednak, płatek ucha stanowi ważny fragment tkanki, który wykorzystujemy do odtworzenia płatka w prawidłowej pozycji. Jeśli to możliwe, podczas zabiegu chirurgicznego pozostawia się go przyczepionym, ale przenosi się go do właściwej pozycji, tak aby odpowiadał stronie przeciwnej. Ilość pozostałej tkanki płatka klasyfikuje się w następujący sposób:

- R1: Normalna
- R2: Zmniejszona
- R3: Brak
- R4: Przesunięcie

Żuchwa (Mandible, M)

„Żuchwa" (inaczej „mandibula" lub w języku angielskim „mandible") to termin medyczny oznaczający szczękę. U 23% spośród tysięcy pacjentów figurujących w naszej międzynarodowej bazie danych stwierdzono związane z CAAM nieprawidłowości w budowie żuchwy po tej samej stronie, co schorzenie ucha. Schorzenie to określono mianem połowiczej mikrosomii twarzy (HFM).

Większość pacjentów z nieprawidłowościami żuchwy nie wymaga leczenia. W poniższym rozdziale dedykowanym HFM zobaczysz jednak, że niektórzy pacjenci z poważnymi nieprawidłowościami żuchwy wymagają zabiegu rekonstrukcyjnego w celu jej wydłużenia. Na poniższym przykładzie tomografia komputerowa przedstawia lewą stronę żuchwy, która w porównaniu z prawą wykazuje nieprawidłowości (w skali HEAR MAPS byłby to wynik M3).

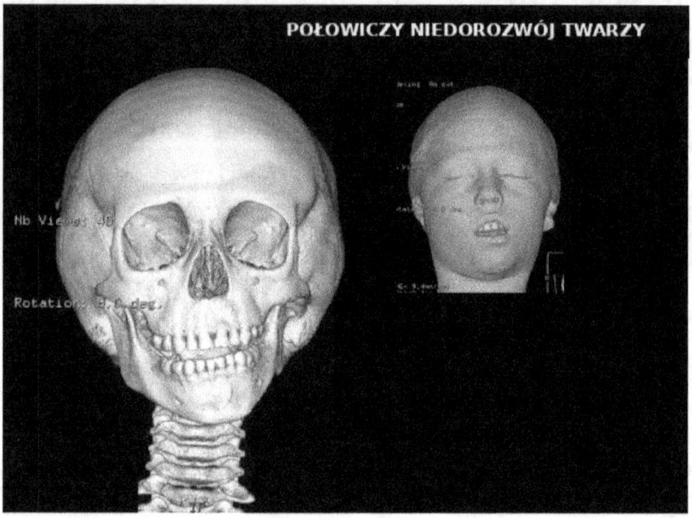

Rekonstrukcja tomografii komputerowej mikrosomii połowiczej twarzy i niedorozwoju lewej strony żuchwy w stosunku do prawej.

Litera M oznacza mandibulę – medyczną nazwę żuchwy – i opisuje się ją w następujący sposób:

- M1: Normalna budowa
- M2: Nieznaczne zmniejszenie
- M3: Umiarkowane zmniejszenie
- M4: Znaczne zmniejszenie lub brak

Asymetria tkanek miękkich twarzy (A)

W podobny sposób można zmniejszyć objętość tkanek miękkich twarzy po stronie dotkniętego ucha. Może to wiązać się z nieprawidłowością żuchwy (i zazwyczaj tak jest), ale może również występować przy prawidłowej budowie anatomicznej żuchwy (jak na grafice M1 powyżej). Aby uzyskać jak największą symetrię twarzy i poprawić wygląd dziecka, jednocześnie z rekonstrukcją ucha można wykonać zabieg powiększenia tkanek. Najczęściej usuwamy tłuszcz z brzucha za pomocą liposukcji i przenosimy go do policzka, gdzie wypełnia on ubytek i poprawia symetrię twarzy.

- A1: Normalna budowa
- A2: Nieznaczny ubytek
- A3: Umiarkowany ubytek
- A4: Znaczny ubytek

Porażenie nerwu twarzowego (Paralysis of Facial Nerve, P)

Nerw twarzowy przebiega od mózgu przez kość skroniową. Wychodzi poniżej i głęboko pod uchem, gdzie przechodzi przez śliniankę i dochodzi do mięśni twarzy. Po każdej stronie znajduje się jeden nerw, który biegnie do mięśni po tej samej stronie twarzy.

W rzadkich, ale istotnych przypadkach zaburzenia czynności nerwu twarzowego stanowią część wady rozwojowej związanej z CAAM. Nerw twarzowy przebiega w nietypowym miejscu w porównaniu z prawidłowo ukształtowanymi uszami i należy go dokładnie zbadać za pomocą tomografii komputerowej, aby ocenić bezpieczeństwo zabiegu chirurgicznego[vi]. Zakres ruchów występujących podczas uśmiechu, mrugania oraz poruszania innymi mięśniami twarzy u dziecka lub osoby dorosłej pozwala nam ocenić stopień zachowanej sprawności nerwu twarzowego. Ograniczona funkcja nerwu twarzowego może oznaczać nieprawidłowe ukształtowanie lub położenie nerwu i powinna być ściśle skorelowana z wynikami tomografii komputerowej w celu ustalenia, czy wskazana jest operacja lub inne leczenie. Nieprawidłowa funkcja nerwu twarzowego zmniejsza, ale nie wyklucza, szansy na utworzenie przewodu słuchowego.

Korzystamy ze skali oceny nerwu twarzowego opracowanej przez dr. House'a i dr. Brackmanna, pierwotnie służącej do opisywania funkcji nerwu twarzowego po niektórych nowotworach dotykających ten nerw. Dostosowaliśmy ją do naszych potrzeb:

- P1: Normalna budowa
- P2: Nieznaczne osłabienie
- P3: Umiarkowane osłabienie
- P4: Znaczne osłabienie
- P5: Brak ruchu, napięcie mięśniowe w normie
- P6: Całkowity paraliż, brak napięcia mięśniowego

Zespoły chorobowe (Syndromes, S)

Na koniec odnotowujemy, czy występuje znany zespół chorobowy związany z CAAM. Więcej informacji na temat różnych zespołów chorobowych można znaleźć w sekcji dedykowanej badaniom genetycznym poniżej. Nasz wynik HEAR MAPS informuje o tym, czy występuje zespół chorobowy, a jeśli tak, to jaki. Pacjenci z niektórymi zespołami mogą mieć szczególne potrzeby i są jeszcze rzadziej spotykani niż przypadki CAAM.

- S1: Brak zespołu chorobowego
- S2: Obecność zespołu chorobowego

Przykład wyniku HEAR MAPS pacjenta

Oto przykład dziecka z CAAM wraz z wynikiem testu HEAR MAPS.

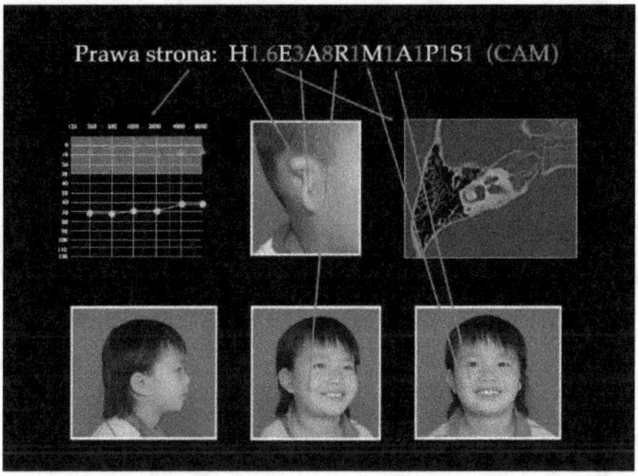

Rodzice zdecydowali się na jednoczesną rekonstrukcję przewodu słuchowego i ucha zewnętrznego w ramach jednej operacji, zwanej połączoną korekcją atrezji i mikrocji (zostało to szczegółowo opisane poniżej). Słuch dziecka wrócił do normy.

Badania genetyczne

8% naszych pacjentów z CAAM na całym świecie cierpi na rozpoznany zespół genetyczny. Odsetek ten będzie wzrastał wraz z rozwojem metod badań genetycznych.

Wszyscy pacjenci powinni przejść wstępną ogólną ocenę przeprowadzoną przez pediatrę. Jeśli wyniki są prawidłowe, dalsza ocena nie jest wymagana. Jeśli podczas pierwszej oceny pediatrycznej pojawią się jakiekolwiek nieprawidłowości lub wątpliwości, konieczna jest szczegółowa ocena genetyczna przeprowadzona przez specjalistę w dziedzinie genetyki lub pediatrii rozwojowej. Specjalistów tych można znaleźć w dużych ośrodkach medycznych, gdzie przyjmują po wcześniejszym umówieniu wizyty. W niektórych przypadkach pomoc lub wykonanie oceny może zapewnić pediatra ogólny, zwłaszcza jeśli mieszkasz w odległej okolicy, z dala od dużych ośrodków medycznych lub uniwersytetów.

Badania genetyczne są ważne, aby wykryć inne możliwe schorzenia, które wykraczają poza zakres CAAM i bywają groźniejsze niż ta wada ucha.

Na przykład: serce i nerki mogą być dotknięte zespołami genetycznymi powodującymi CAAM, a schorzenia te mogą przebiegać bezobjawowo, dopóki nie ujawni się poważny problem, jeśli nie zostaną wykryte we wczesnym okresie życia dziecka. Ocena przeprowadzona przez specjalistę obejmuje:

- Kompleksowe badanie przedmiotowe (fizykalne)
- Wywiad rodzinny dotyczący schorzeń pod kątem charakterystycznych cech niektórych zespołów chorobowych
- Badania, takie jak skany i zdjęcia rentgenowskie
    - U niektórych pacjentów pobiera się materiał genetyczny za pomocą wymazu z policzka lub badania krwi. Nie wszystkie geny powodujące CAAM można zidentyfikować, ale wkrótce się to zmieni.

Lista zespołów genetycznych

Poniżej znajduje się lista zespołów genetycznych zbadanych przez nas i które najczęściej występują u pacjentów z CAAM. Należy zauważyć, że niektóre z nich noszą imiona naukowców odpowiadających za ich odkrycie:

Zespół Treachera-Collinsa
Mikrosomia połowicza twarzy
Zespół Goldenhara
Zespół delecji chromosomu 13
Zespół Crouzona
Zespół Pfeiffera
Zespół Aperta
Zespół Nagera/Millera
Spektrum oczno-uszno-kręgowe
Zespół Klinefeltera
Zespół Klippela-Feila
Zespół skrzelowo-uszno-nerkowy
Sekwencja Pierre'a Robina
Asocjacja VACTERL
Zespół DiGeorge'a (delecja 22q11.2)
Zespół CHARGE
Zespół delecji chromosomu 18q
Mozaikowość chromosomu 18
Trisomia 21 (zespół Downa)

Podsumowanie rozdziału

Program HEAR MAPS ujednolica proces oceny CAAM oraz wspiera skuteczne diagnozowanie, leczenie i komunikację przez całe życie dziecka, zarówno dla rodziny, jak i dla zespołu specjalistów medycznych opiekujących się dzieckiem.

Badania słuchu są ważne i powinny być przeprowadzane jak najszybciej po urodzeniu, aby ocenić stan nerwu słuchowego, stopień niedosłuchu oraz powiązane zespoły chorobowe.

Ważne jest, aby ocenić stan słuchu w obu uszach, niezależnie od tego, czy są one dotknięte CAAM. 23% pacjentów w globalnej bazie danych Global Hearing cierpi na niedosłuch w uchu, które nie jest dotknięte CAAM.

Rozdział 4

Leczenie

Rozdział w skrócie

ROZPOCZĘCIE LECZENIA: Kiedy i jak rozpocząć leczenie, w tym jak skompletować zespół wysoko wykwalifikowanych specjalistów medycznych

HISTORIA: Krótka historia leczenia CAAM

CHIRURGIA I REKONWALESCENCJA: Najlepsze praktyki dotyczące przygotowania, gojenia i powrotu do zdrowia

Kiedy należy rozpocząć leczenie?

Należy jak najwcześniej zdiagnozować niedosłuch u dziecka i rozpocząć leczenie tak szybko, jak to możliwe, jeśli istnieją warunki, które można skorygować. Im dłużej się zwleka, tym bardziej niedosłuch wpływa na rozwój dziecka. Podczas naszych konferencji na całym świecie zalecamy rodzicom rozpoczęcie badania nawet wtedy, gdy dziecko ma zaledwie kilka tygodni. Ty zaczynasz zdobywać wiedzę, a my wypełniamy wynik HEAR MAPS i opracowujemy plan leczenia. Gdy Twoje dziecko będzie wystarczająco duże, aby fizycznie poddać się badaniom, będziemy gotowi do zaplanowania leczenia. Zazwyczaj tomografia komputerowa wykonana w wieku 2,5 roku jest ostatnim badaniem potrzebnym przed rozpoczęciem kwalifikacji do ewentualnego do zabiegu.

Wymagany zespół specjalistów medycznych

Pierwsze pytanie, jakie należy sobie zadać, brzmi: „Kogo potrzebuję w swoim zespole, aby zapewnić dziecku odpowiednią opiekę?". Proponuję następującą listę:

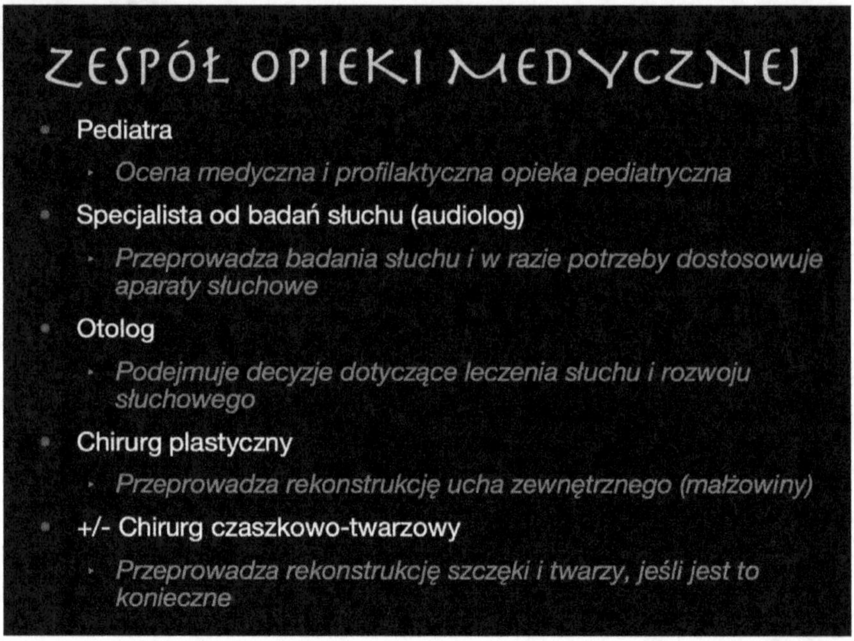
ZESPÓŁ OPIEKI MEDYCZNEJ
Pediatra
Ocena medyczna i profilaktyczna opieka pediatryczna
Specjalista od badań słuchu (audiolog)
Przeprowadza badania słuchu i w razie potrzeby dostosowuje aparaty słuchowe
Otolog
Podejmuje decyzje dotyczące leczenia słuchu i rozwoju słuchowego
Chirurg plastyczny
Przeprowadza rekonstrukcję ucha zewnętrznego (małżowiny)
+/- Chirurg czaszkowo-twarzowy
Przeprowadza rekonstrukcję szczęki i twarzy, jeśli jest to konieczne

Lista pracowników służby zdrowia, których należy włączyć do „zespół opieki medycznej", a także krótki opis ich roli.

Pediatra

Lokalny pediatra jest kluczowym członkiem zespołu opiekującego się Twoim dzieckiem. To osoba, do której w razie potrzeby możesz się zwrócić w większości spraw związanych ze zdrowiem Twojego dziecka w okresie dzieciństwa. Może on również zbadać dziecko pod kątem występowania zespołu chorobowego. Pediatra zajmuje się ważnymi aspektami profilaktyki zdrowotnej, które mają znaczenie dla zdrowia uszu, takimi jak szczepienia i monitorowanie rozwoju fizycznego.

Specjalista od badań słuchu (audiolog)

Chociaż w większości krajów specjalista od badań słuchu nazywany jest audiologiem, w niektórych krajach podobne funkcje pełnią lekarze ogólni. Jak wspomniano w sekcji „Badania i ocena", aby uzyskać istotne informacje na temat słuchu dziecka w dłuższej perspektywie czasowej, potrzebne są różne technologie. Specjalista od zaburzeń słuchu będzie wiedział, jakie technologie są potrzebne.

Jeśli masz dostęp do audiologa dziecięcego, zaproś go do swojego zespołu.

Doświadczenie audiologa dziecięcego w zakresie diagnozowania i leczenia ubytków słuchu u dzieci stanowi ogromną wartość w opiece nad Twoim dzieckiem. W niektórych przypadkach konieczne jest zastosowanie aparatów słuchowych – to właśnie audiolodzy dziecięcy zajmują się ich regulacją i konserwacją. Podobnie jak w przypadku pediatry, o ile to możliwe, najlepiej jest znaleźć audiologa dziecięcego w pobliżu miejsca zamieszkania, ponieważ konieczne są regularne wizyty.

Otolog

Otolog (jestem nim ja) specjalizuje się w leczeniu chorób ucha. Czasami skupia się on nawet na leczeniu chorób ucha u dzieci. Otolog odpowiada za pomoc w interpretacji wyników badań diagnostycznych po ich zleceniu, ocenę budowy anatomicznej ucha dziecka, interpretację wyników tomografii komputerowej (TK) oraz przeprowadzenie zabiegu chirurgicznego w razie potrzeby. Lekarze ten nie musi mieszkać w Twojej okolicy.

Chirurg plastyczny

Chirurg plastyczny zajmuje się chirurgiczną korekcją wad ucha zewnętrznego spowodowaną CAAM. Wybierz chirurga plastycznego specjalizującego się w preferowanej przez Ciebie technice rekonstrukcji, którą opisuję poniżej. Nie jest konieczne, aby chirurg plastyczny miał gabinet w pobliżu Twojego miejsca zamieszkania.

Chirurg czaszkowo-twarzowy

Około 10% wszystkich pacjentów potrzebuje pomocy chirurga czaszkowo-twarzowego, który koordynuje i zapewnia leczenie wad żuchwy, a czasem także wad twarzy związanych z CAAM lub pokrewnymi zespołami chorobowymi. Chirurdzy czaszkowo-twarzowi posiadają specjalistyczne wykształcenie w zakresie chirurgii rekonstrukcyjnej żuchwy i środkowego piętra twarzy, a także ściśle współpracują z ortodontami i stomatologami. Jeśli w Twojej najbliższej okolicy nie ma takiego specjalisty, może on mieszkać w znacznej odległości od Ciebie. Często chirurg czaszkowo-twarzowy może współpracować z lokalnymi ortodontami, jeśli zajdzie taka potrzeba.

Pierwsze kroki

Gdy rodzice skompletują już zespół specjalistów medycznych, naturalnym pytaniem jest: „Co teraz?". Proponuję następujące działania w ramach **„Pierwszych kroków"**:

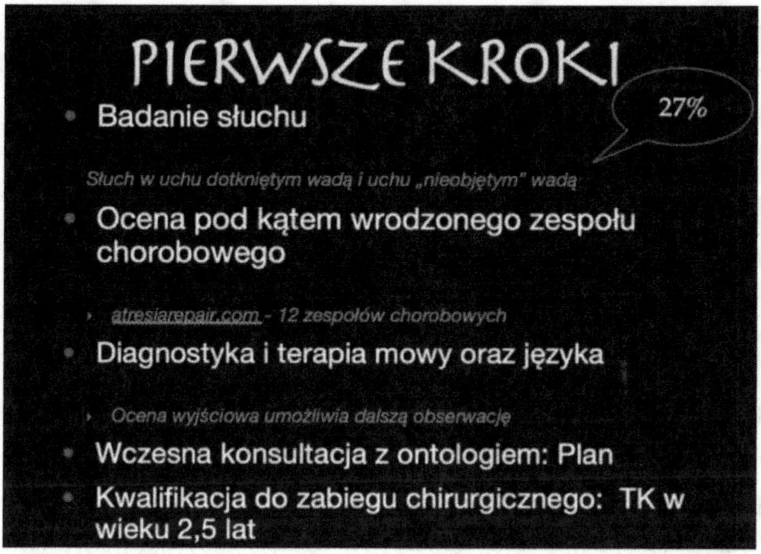

Lista specjalistów medycznych, którzy powinni znaleźć się w „zespole opieki medycznej" nad dzieckiem, wraz z krótkim opisem ich roli.

Jak najszybciej po urodzeniu dziecka należy wykonać badanie słuchu, aby ustalić, czy ucho wewnętrzne i nerw słuchowy w uchu dotkniętym CAAM są nienaruszone i funkcjonują prawidłowo.

Pamiętaj, aby nie popełnić łatwego i kuszącego błędu polegającego na skupianiu się wyłącznie na uchu dotkniętym CAAM.

Z naszego doświadczenia wynika, że 23% dzieci z jednostronnym CAAM ma niedosłuch w „zdrowym" uchu.

Jeśli niedosłuch występuje po stronie nieobjętej CAAM, nadal możliwe jest wystąpienie poważnych konsekwencji dla rozwoju mowy i języka. Na szczęście, ten niedosłuch zazwyczaj można łatwo i szybko wyleczyć.

Warto poprosić pediatrę o zbadanie, czy u dziecka nie występuje któryś z zespołów chorobowych znanych jako przyczyny

CAAM. Wiele z nich można rozpoznać już po urodzeniu, ale niektóre mogą ujawnić się później, dlatego tak ważna jest regularna obserwacja. Jeśli mieszkasz w pobliżu dużego ośrodka medycznego, być może znajdziesz w nim pediatrę specjalizującego się w rozpoznawaniu i leczeniu zespołów genetycznych. Twój pediatra będzie wiedział, czy w okolicy jest taki specjalista. Specjaliści ci nazywają się pediatrami rozwojowymi.

Około pierwszego roku życia warto rozważyć wizytę u logopedy. Na przykład, jeśli jest to Twoje pierwsze dziecko, możesz nie wiedzieć, co uznaje się za normę w danym wieku. Logopeda może porównać rozwój mowy i języka Twojego dziecka z rozwojem innych dzieci w tym samym wieku. Może on również dołączyć do zespołu terapeutycznego, aby przeprowadzać zajęcia logopedyczne mające na celu rozwijanie słownictwa, mowy i struktury zdań Twojego dziecka. W niektórych przypadkach dostępne są specjalistyczne szkoły mające doświadczenie w nauczaniu i rozwijaniu mowy u dzieci z niedosłuchem – mogą one być świetnym dodatkiem do wczesnego życia Twojego dziecka. Wraz z upływem czasu naszym celem będzie, aby dzieci z niedosłuchem uczęszczały do szkoły i funkcjonowały w systemie szkolnym normalnie. Logopeda będzie wiedział, jakie zasoby są dostępne w Twojej okolicy.

W ciągu pierwszego roku życia dziecka warto znaleźć otologa i nawiązać z nim kontakt. Lekarz ten będzie interpretował i wykorzystywał wyniki badań przeprowadzonych przez audiologów dziecięcych i logopedów oraz pomoże w opracowaniu planu leczenia. Co więcej, jeśli wkrótce po narodzinach konieczne będzie usunięcie brodawek skórnych, nadmiaru tkanki lub innych nieprawidłowości, otolog przeprowadzi ten drobny zabieg u dziecka w taki sposób, aby nie naruszyć tkanek, które mogą być wykorzystane w późniejszym procesie rekonstrukcji. Twój otolog może również interpretować wyniki tomografii komputerowej i wykonywać zabiegi chirurgiczne.

Gdy dziecko osiągnie wiek około dwóch i pół roku, należy wybrać metodę rekonstrukcji ucha zewnętrznego i włączyć do zespołu chirurga plastycznego. Bardzo pomocna (i poprawiająca wyniki) jest dobra komunikacja między członkami zespołu, ich przyzwyczajenie do wspólnej pracy oraz sprawna koordynacja działań w trakcie leczenia.

Krótka perspektywa historyczna leczenia CAAM

Krótki przegląd historii leczenia CAAM może okazać się przydatny, gdy zaczniesz zapoznawać się z opcjami chirurgicznymi.

Tradycyjnie korekcję mikrocji przeprowadzano przy użyciu techniki przeszczepu chrząstki żebrowej i obejmowała ona trzy lub cztery oddzielne operacje u dzieci w wieku od 5 do 7 lat, po osiągnięciu przez ich żebra rozmiarów wystarczających do wykorzystania w odtworzeniu ucha zewnętrznego. Stosując techniki opisane kilkadziesiąt lat temu, pobierano fragmenty trzech oddzielnych żeber z przedniej części klatki piersiowej i wykorzystywano je do utworzenia rusztowania naśladującego ucho zewnętrzne. Rusztowanie z chrząstki żebrowej wprowadzano następnie pod skórę w celu rekonstrukcji ubytku spowodowanego mikrocją. Proces ten wymagał kilku oddzielnych operacji i trwał kilka lat. Po zakończeniu korekcji mikrocji za pomocą przeszczepu chrząstki żebrowej, zwykle w wieku około 10–12 lat, wykonywano operację przewodu słuchowego.

Jak wspomniałem powyżej, powszechnie wiadomo, że stymulacja zmysłu w krytycznym okresie rozwoju ma kluczowe znaczenie dla rozwoju tego zmysłu – na przykład w przypadku krytycznego okresu rozwoju mowy opisanego w rozdziale 1. W latach 90. byłem pierwszym chirurgiem, który wykonywał operację przewodu słuchowego przed zabiegiem korekcji mikrocji. Zmiana ta została wprowadzona w celu zapewnienia słuchu rozwijającemu się mózgowi i ośrodkom językowym dzieci z CAAM we wczesnym okresie życia i rozwoju, w momencie, gdy może nastąpić maksymalna stymulacja. Nowa kolejność operacji stanowiła wyzwanie dla ówczesnej tradycyjnej praktyki medycznej. Na początku, zanim wprowadziłem tę zmianę, średni wiek korekcji atrezji wynosił ponad 11,2 roku — w tym momencie większość rozwoju mózgu związanego z językiem już się zakończyła.

Obecnie rutynowo wykonujemy operacje przywracające słuch u dzieci w wieku trzech lat. Wyniki dotyczące słuchu i rozwoju są zaskakująco dobre.

Moja pierwsza publikacja na ten temat ukazała się w 2009 roku w kilku recenzowanych czasopismach medycznych. Zmiana ta była bezpośrednio możliwa dzięki opracowaniu techniki MEDPOR™ stosowanej w korekcji mikrocji, która pozwoliła zmniejszyć łączną liczbę niezbędnych operacji z czterech do dwóch.

Nasi pacjenci byli zadowoleni z ograniczenia liczby operacji, podróży, czasu spędzonego poza domem, obciążenia psychicznego i tak dalej. Bardzo się cieszę, że małe dzieci mogą przejść zabiegi protetyczne bez konieczności poddawania się operacji więcej niż od czterech do sześciu razy. Zaobserwowaliśmy również poprawę w zakresie języka i mowy oraz postępy rozwojowe u naszych najmłodszych pacjentów, gdy udało się przywrócić im słuch we wczesnym okresie życia.

Kilku pacjentów zapytało wówczas, czy operacje atrezji i mikrocji można przeprowadzić jednocześnie. To niezwykle trafne i przemyślane pytanie doprowadziło do opracowania zupełnie nowej metody leczenia tego typu wad (CAAM). Obecnie u niektórych pacjentów możemy wykonać zabiegi na przewodzie słuchowym i uchu zewnętrznym podczas jednej operacji. W styczniu 2008 roku wraz z dr. Johnem Reinischem przeprowadziliśmy pierwszą na świecie połączoną operację CAAM. Do tej pory wraz z kilkoma chirurgami przeprowadziłem setki operacji CAAM. Obecnie pacjenci często wybierają tę opcję łączoną w leczeniu CAAM.

W ciągu ostatnich 20 lat celowo skupiałem się na największych problemach, powikłaniach i niesatysfakcjonujących rezultatachleczenia dzieci i dorosłych z CAAM. Dzięki temu odnotowaliśmy znaczny postęp w obszarach, w których udało się poprawić wyniki. Nadal mam swoją pierwotną listę z początku XXI wieku. Jest ona teraz z pewnością krótsza, ale mamy nadzieję, że w miarę upływu czasu uda nam się osiągnąć dalszą poprawę.

Metody chirurgiczne stosowane w chirurgii przewodu słuchowego

Jak już wiesz, u pacjentów z wynikiem badania TK wynoszącym 6–10 najlepszym rozwiązaniem jest zazwyczaj chirurgiczne utworzenie przewodu słuchowego. Poniższy schemat pomoże w podjęciu decyzji dotyczących leczenia. Tomografię komputerową kości skroniowej należy wykonać najwcześniej w wieku 2,5 roku, chyba że lekarz zaleci inaczej. Chociaż kości ucha wewnętrznego i środkowego są w pełni rozwinięte już w momencie urodzenia, kości wokół nich rosną szybko w pierwszych latach życia i nie są wystarczająco rozwinięte, aby określić kwalifikację do zabiegu chirurgicznego, dopóki dziecko nie osiągnie 2,5 roku życia. To właśnie przez tę kość należy utworzyć przewód słuchowy. Musimy poczekać, aż kość odpowiednio się ukształtuje, zanim przyznamy ocenę za badanie tomografii komputerowej. Nie możemy, na przykład, wykorzystać badania tomografii komputerowej wykonanego w pierwszym roku życia do określenia szans powodzenia operacji mającej na celu utworzenie przewodu słuchowego, ponieważ kość, przez którą musi on przebiegać, nie jest jeszcze wystarczająco rozwinięta.

Należy pamiętać, że w przypadku stopni 1–4 najlepszym rozwiązaniem są wszczepialne aparaty słuchowe, które opisano bardziej szczegółowo poniżej. W przypadku wyniku 5 można czasami wykonać zabieg utworzenia przewodów słuchowych – na przykład w przypadku obustronnego CAAM – jednak pełne przywrócenie słuchu może być mniej prawdopodobne (choć u niektórych pacjentów nadal może okazać się pomocne).

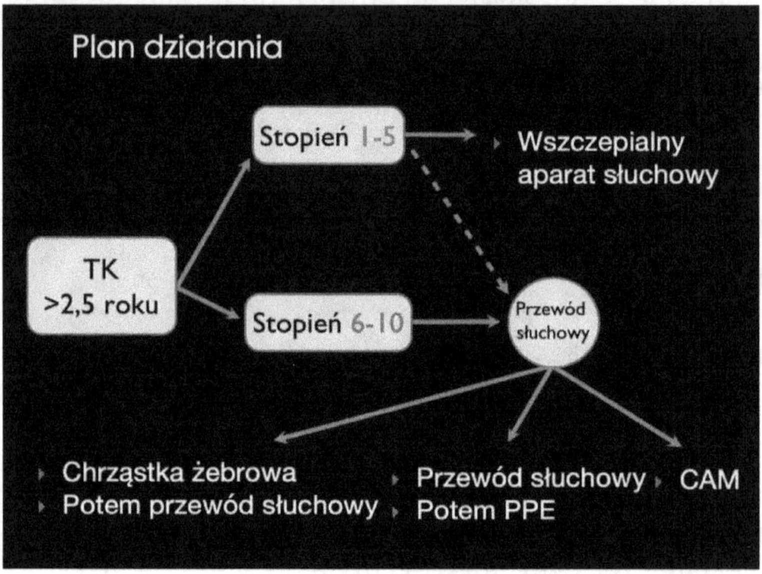

Plan postępowania w oparciu o wynik badania TK.

Aby zapewnić wysokie szanse powodzenia, niezbędny jest zaawansowany sprzęt chirurgiczny i odpowiednie zaplecze. Chirurgiczna korekcja CAAM należy do najbardziej wymagających technicznie zabiegów chirurgicznych. Wyposażenie sali operacyjnej musi obejmować doskonały mikroskop chirurgiczny, specjalistyczny zestaw narzędzi, mikro-wiertła, monitory nerwu twarzowego, laser, protezy mikrocji z porowatego polietylenu, a także w niektórych przypadkach indywidualnie dopasowane protezy zastępujące kości ucha środkowego, a w innych przypadkach sprzęt do liposukcji. Nie da się przecenić znaczenia odpowiedniego sprzętu i personelu dla powodzenia operacji przewodu słuchowego. Ponieważ jest to wymagający zabieg, najlepsze wyniki osiąga się na salach operacyjnych i dzięki zespołom operacyjnym, które wykonują tego typu operacje dzień po dniu, w tej samej placówce i przy użyciu tego samego sprzętu.

Co więcej, nawet znieczulenie dzieci poddawanych zabiegom chirurgicznym stanowi odrębną specjalizację. Sam starannie dobieram anestezjologów do naszego Centrum Chirurgicznego – mają oni kluczową rolę pod względem bezpieczeństwa i powodzenia operacji. Chociaż większość rodziców może nie zdawać sobie sprawy z tego, jak wielu specjalistów potrzeba do fachowego przeprowadzenia tych zabiegów, to świetni członkowie zespołu są kluczowym elementem sukcesu. Tak jak w przypadku każdego ludzkiego przedsięwzięcia, najlepsze na świecie wyniki osiąga się, gdy ten sam zabieg jest wykonywany wielokrotnie przez ten sam, skupiony zespół ekspertów pracujących przy użyciu najlepszego sprzętu w tym samym środowisku.

Kierujemy się zasadą: „Jeśli sami wybralibyśmy konkretny sprzęt i zespół do przeprowadzenia operacji naszego dziecka, to tak samo postąpimy w przypadku Twojego dziecka".

Sprzęt chirurgiczny niezbędny do przeprowadzenia operacji naprawy atrezji na najwyższym poziomie obejmuje:

- Monitor nerwu twarzowego: Po podaniu pacjentowi znieczulenia do mięśni twarzy wprowadza się elektrody. Następnie podłącza się specjalnie zaprojektowane monitory. Jakiekolwiek pobudzenie nerwu twarzowego podczas operacji powoduje skurcz mięśni twarzy. Skurcz ten jest wykrywany i przekształcany w sygnał alarmowy, który ostrzega chirurga i zespół medyczny, zwiększając w ten sposób bezpieczeństwo i chroniąc nerw twarzowy przed uszkodzeniem.

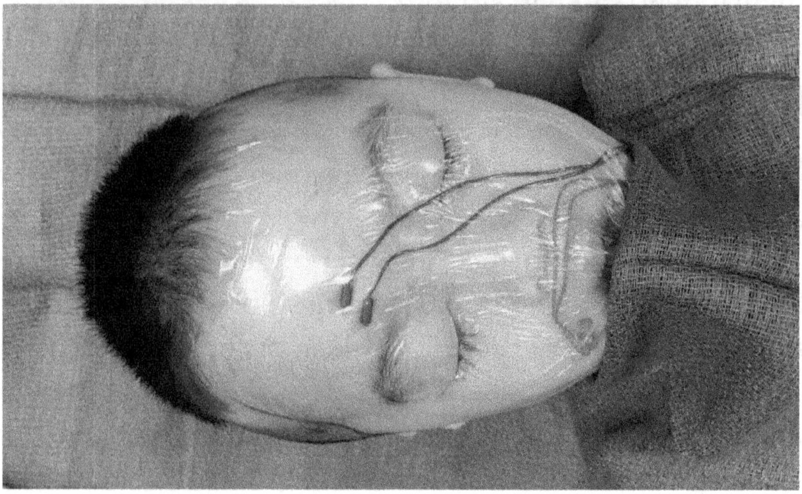

Zainstalowane czujniki nerwu twarzowego, które służą do zapobiegania uszkodzeniom nerwu podczas operacji.

- Mikroskop operacyjny i specjalistyczne przyrządy, w tym lasery, dermatom submilimetrowy i mikrowiertła

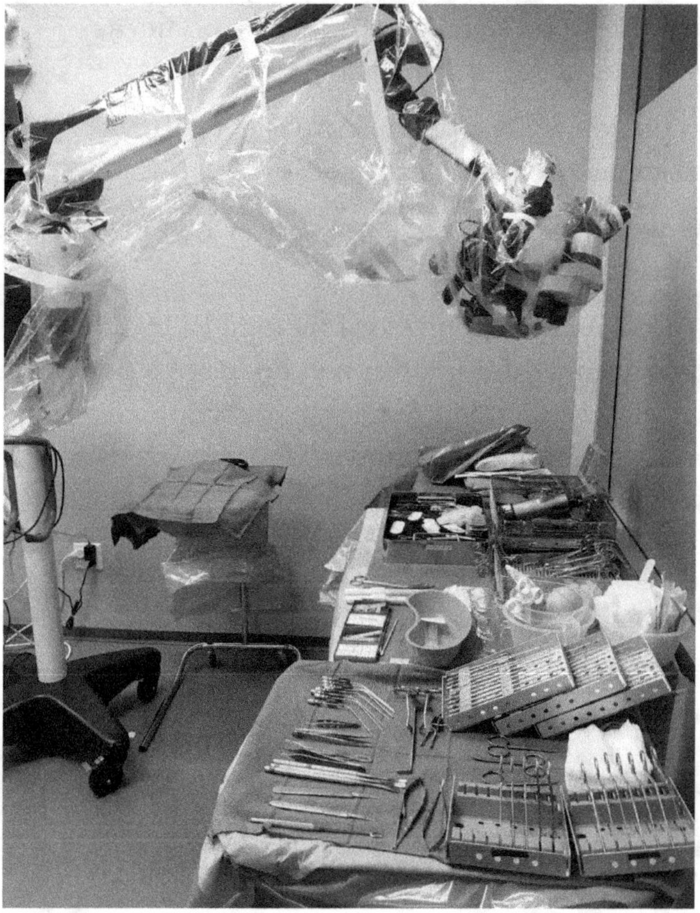

Mikroskop operacyjny i liczne przyrządy niezbędne do przeprowadzenia udanej operacji CAAM.

Sytuacje wymagające operacji przewodu słuchowego

Jak dowiesz się poniżej, operacja przewodu słuchowego może być konieczna w pięciu sytuacjach:

1. Gdy występuje prawidłowe ucho zewnętrzne bez przewodu słuchowego lub z częściowym przewodem słuchowym

2. Po zakończeniu korekcji mikrocji za pomocą przeszczepu chrząstki żebra
3. Jako pierwszy krok na sześć miesięcy lub więcej przed oddzielną korekcją mikrocji
4. Równocześnie z korekcją mikrocji w ramach połączonej korekcji atrezji i mikrocji
5. Po zabiegu korekcji mikrocji metodą PPE (z wykorzystaniem implantu wykonanego z porowatego polietylenu). To połączenie jest zdecydowanie odradzane, ponieważ stanowi ono zagrożenie dla powodzenia zabiegu korekcji mikrocji i należy je stosować wyłącznie w wyjątkowych sytuacjach.

Poniżej znajdują się przykładowe zdjęcia naszych pacjentów, którzy przeszli operację przewodu słuchowego:

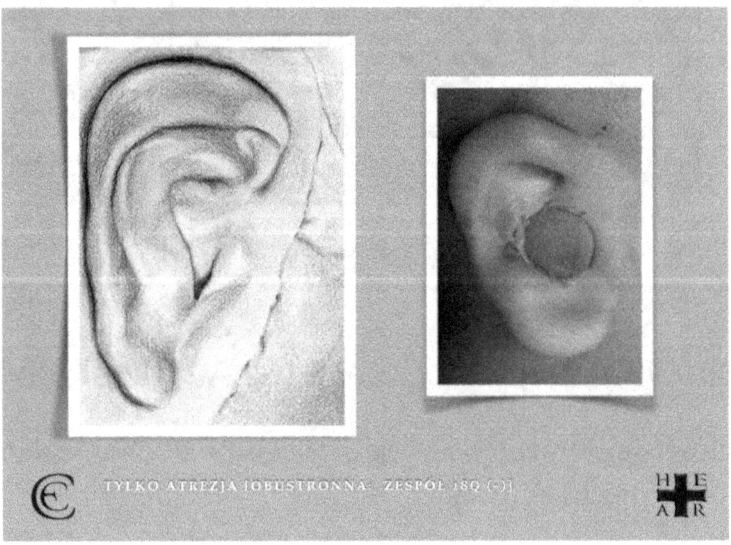

Scenariusz 1: Normalne ucho zewnętrzne z chirurgicznie utworzonym przewodem słuchowym.

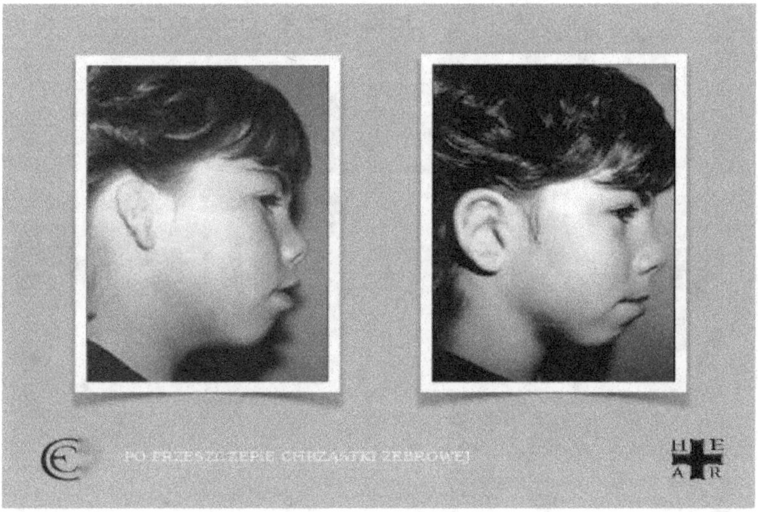

Scenariusz 2: Rekonstrukcja ucha zewnętrznego metodą przeszczepu chrząstki żebrowej, wykonana przed chirurgicznym utworzeniem przewodu w prawidłowym położeniu.

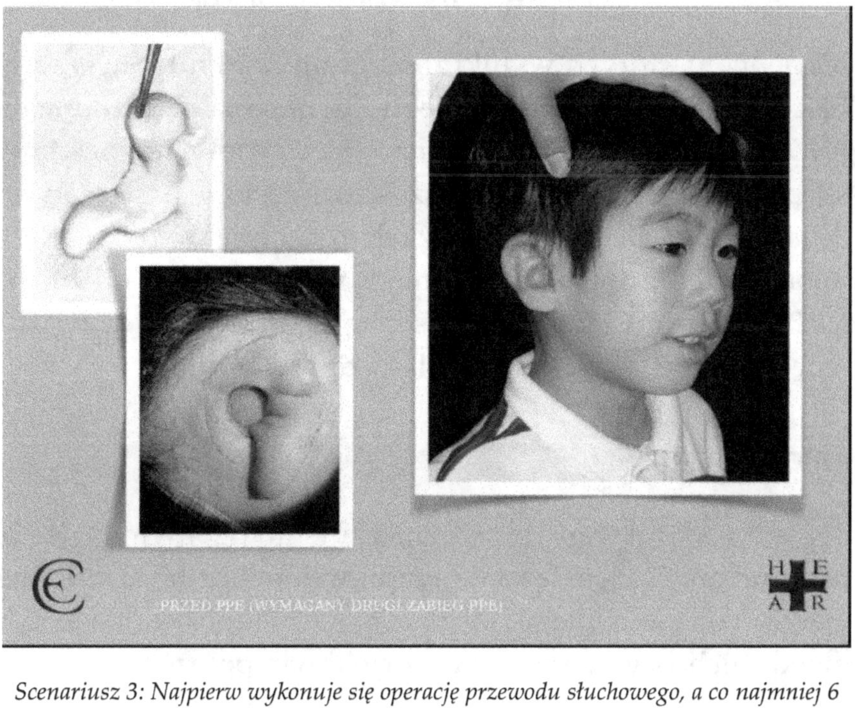

Scenariusz 3: Najpierw wykonuje się operację przewodu słuchowego, a co najmniej 6 miesięcy później przeprowadza się wtórną operację korekcji mikrocji metodą PPE.

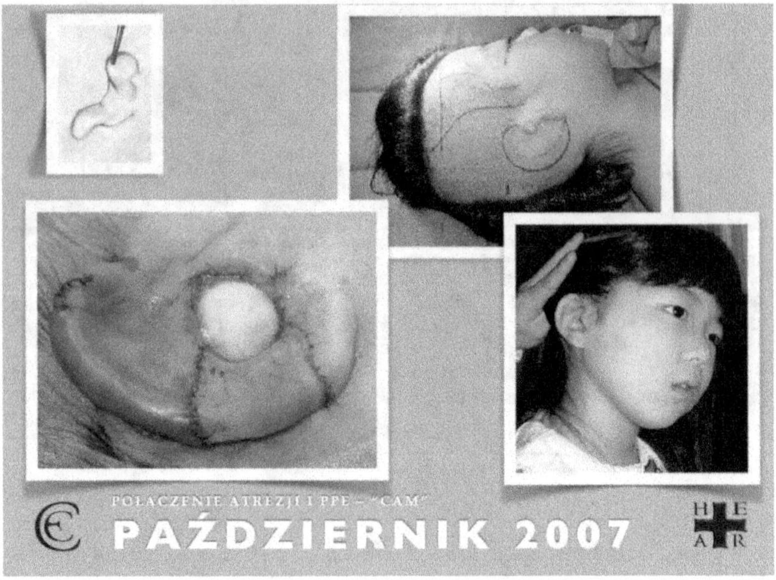

Scenariusz 4: Łączna korekcja atrezji i mikrocji (CAM), która obejmuje utworzenie przewodu i rekonstrukcję ucha zewnętrznego metodą PPE w ramach jednej operacji.

Pacjenci, u których wyniki tomografii komputerowej są zadowalające, kwalifikują się do zabiegu utworzenia przewodu słuchowego. **Zabieg ten można wykonać jako odrębną procedurę** (po której po upływie co najmniej sześciu miesięcy następuje rekonstrukcja mikrocji metodą PPE z użyciem materiału MEDPOR™) **lub w ramach jednej operacji łączonej z rekonstrukcją mikrocji metodą PPE przeprowadzonej tego samego dnia**. W obu przypadkach pacjenci są wypisywani ze szpitala w dniu zabiegu.

Kanaloplastyka

Zabieg ten wykonywany jest w znieczuleniu ogólnym i trwa około dwóch godzin. Pacjent zostaje wypisany ze szpitala od jednej do dwóch godzin po zabiegu. W przypadku jednostronnego CAAM przewód słuchowy tworzy się w normalnym położeniu, symetrycznie względem drugiego ucha. Na poniższych zdjęciach przedstawiono przypadek gdzie nowy przewód słuchowy wychodzi tuż za małym uchem spowodowanym mikrocją.

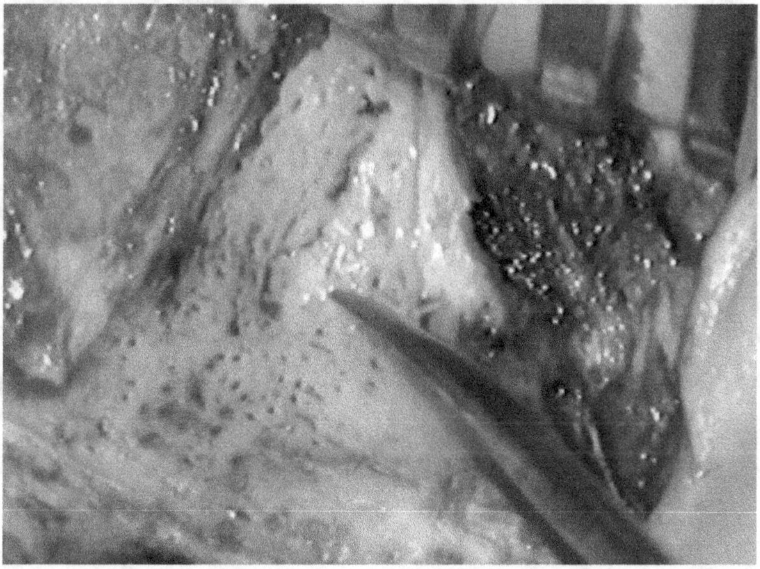

Zdjęcie to pokazuje miejsce, w którym powinien powstać przewód słuchowy. W przypadku CAAM znajduje się tam natomiast lita kość, którą usuwa się za pomocą specjalistycznych frez w celu utworzenia przewodu.

Podczas operacji nieprawidłową tkankę kostną znajdującą się w miejscu, gdzie powinien powstać przewód słuchowy, usuwa się za pomocą mikro-wiertarek oraz irygacji ssącej. Do nadania przewodowi słuchowemu odpowiedniego kształtu i kierunku stosuje się małe wiertła z końcówkami diamentowymi o średnicach od 6 mm do 0,5 mm, które obracają się i ścierają kość. Ciągła irygacja roztworem soli fizjologicznej usuwa drobne odłamki kości oraz zapewnia chłodzenie i zdrowy stan pozostałych tkanek.

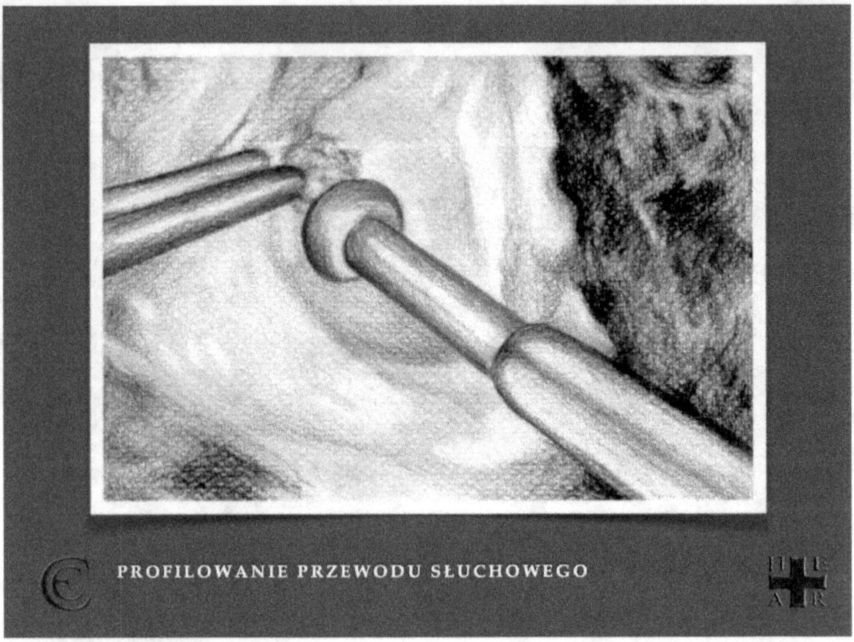

Grafika przedstawiająca użycie frezu do wyprofilowania przewodu słuchowego.

Do usuwania kości przewodu słuchowego stosuje się stopniowo coraz mniejsze frezy, zatrzymując się tuż przed kościami ucha środkowego przymocowanymi do wewnętrznej powierzchni ścianki kostnej, która jest wycinana w celu utworzenia przewodu słuchowego.

Laser służy do usunięcia ostatnich fragmentów połączenia kostnego z kościami ucha środkowego. Uwalnia on je, aby po raz pierwszy mogły przenosić drgania dźwiękowe.

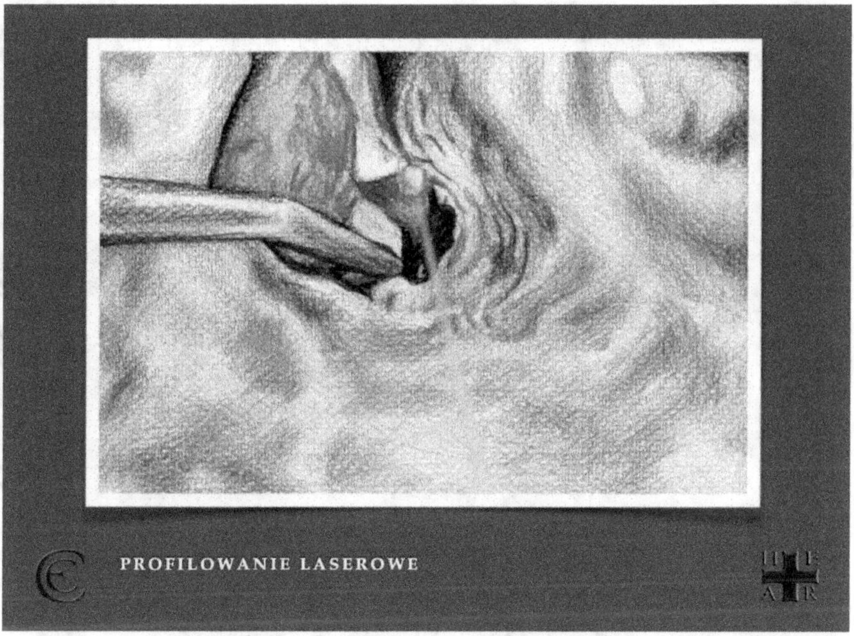

Ilustracja artystyczna przedstawiająca laser używany do profilowania naturalnych kości ucha środkowego i uwolnienia ich w celu przewodzenia drgań dźwiękowych.

Po wyprofilowaniu kości ucha środkowego za pomocą lasera sprawdza się, czy są one ruchome i czy mają prawidłowy kształt. Jeśli tak nie jest, może okazać się konieczna rekonstrukcja kości ucha środkowego przy użyciu indywidualnie dopasowanej protezy, aby przywrócić słuch do pożądanego poziomu.

Ponieważ nie ma błony bębenkowej, należy ją stworzyć. Tworzy się trójwarstwową błonę bębenkową, która naśladuje budowę normalnej błony bębenkowej. Warstwa środkowa to rodzaj tkanki zwanej powięzią, którą pobiera się z powierzchni mięśnia nad uchem i kształtuje tak, aby przylegała do kości ucha środkowego niczym normalna błona bębenkowa. W trakcie procesu gojenia organizm tworzy warstwę wewnętrzną z tkanki śluzówkowej, położoną po stronie przyśrodkowej powięzi. Najbardziej zewnętrzną warstwę tworzy się za pomocą przeszczepu fragmentu skóry, który posłużył do wyłożenia nowo utworzonego przewodu słuchowego.

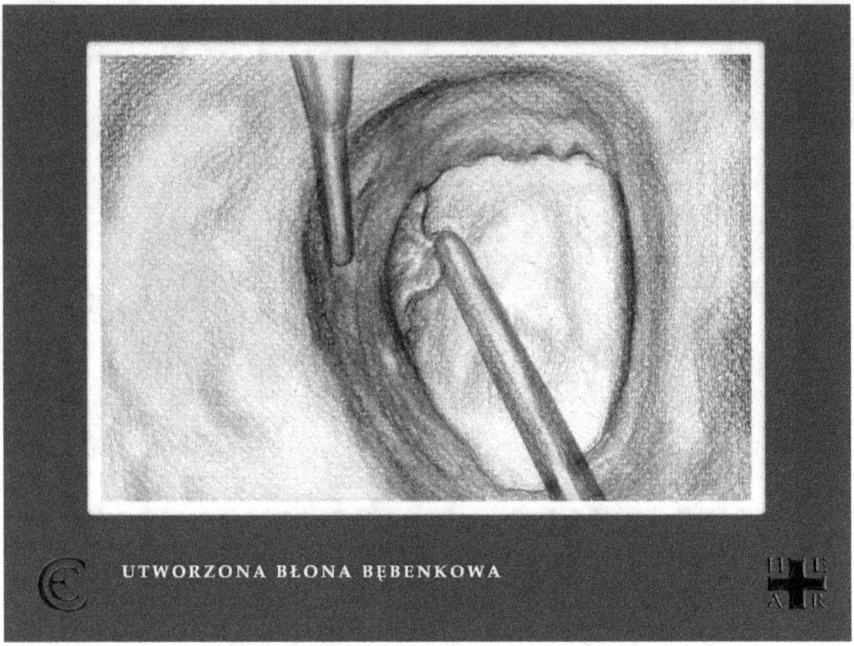

Błona bębenkowa powstaje z powięzi i jest przymocowana do łańcucha kości ucha środkowego w odpowiednim położeniu.

Następnie przewód słuchowy wyściela się przeszczepem fragmentu skóry o częściowej grubości, który pokrywa zarówno boczną powierzchnię nowo przeszczepionej błony bębenkowej, jak i powierzchnię nowo utworzonego przewodu słuchowego. Skóra z głowy jest najbardziej zbliżona do skóry prawidłowej, a miejsce pobrania goi się bez pozostawiania blizny. Jesteśmy pionierami w pobieraniu skóry z głowy do przeszczepu w CAAM. Usuwamy cienki fragment skóry, pozostawiając nienaruszone mieszki włosowe na skórze głowy. Włosy odrastają normalnie na skórze głowy, a na skórze przeszczepionej do przewodu słuchowego włosy nie rosną.[vii]

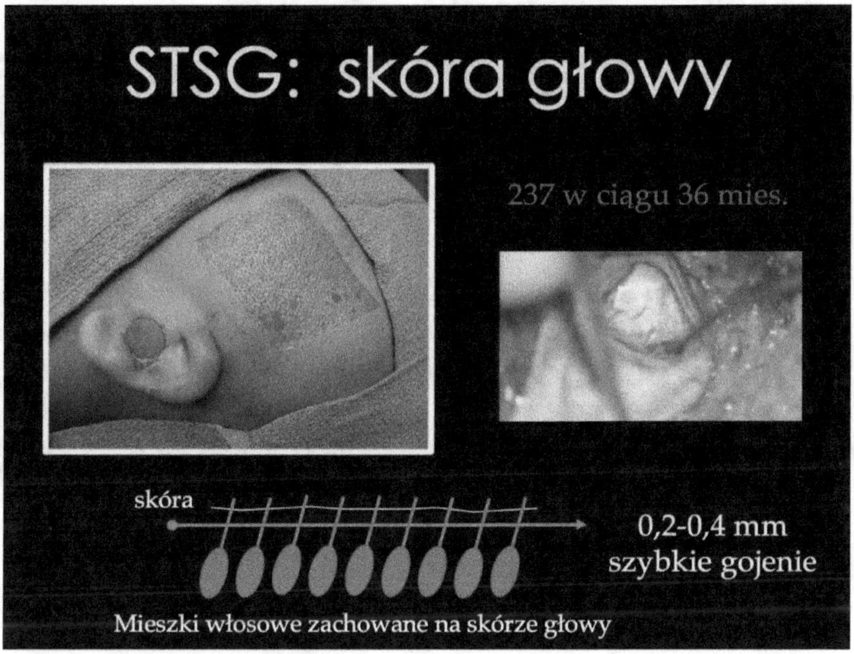

Skórę o częściowej grubości (STSG) pobiera się do przeszczepu z głowy, pozostawiając nienaruszone mieszki włosowe, z których włosy odrosną w miejscu przeszczepu. Skóra ta służy do wyłożenia nowo utworzonego przewodu słuchowego.

W przewodzie słuchowym umieszcza się materiał opatrunkowy, który utrzymuje błonę bębenkową i przeszczep skóry w odpowiednim położeniu przez dwa do trzech tygodni, podczas gdy organizm tworzy naczynia krwionośne w przeszczepionej tkance. Usuwa się go stopniowo w okresie pooperacyjnym, w miarę jak nowo utworzony mechanizm słuchowy stopniowo się goi. W okresie między wizytami prosimy pacjentów o stosowanie kropli z antybiotykiem na wkładkę w określonych odstępach czasu, o zapobieganie przedostawaniu się wody do zrekonstruowanego przewodu słuchowego oraz o unikanie czynności wiążących się z silnymi uderzeniami lub wstrząsami.

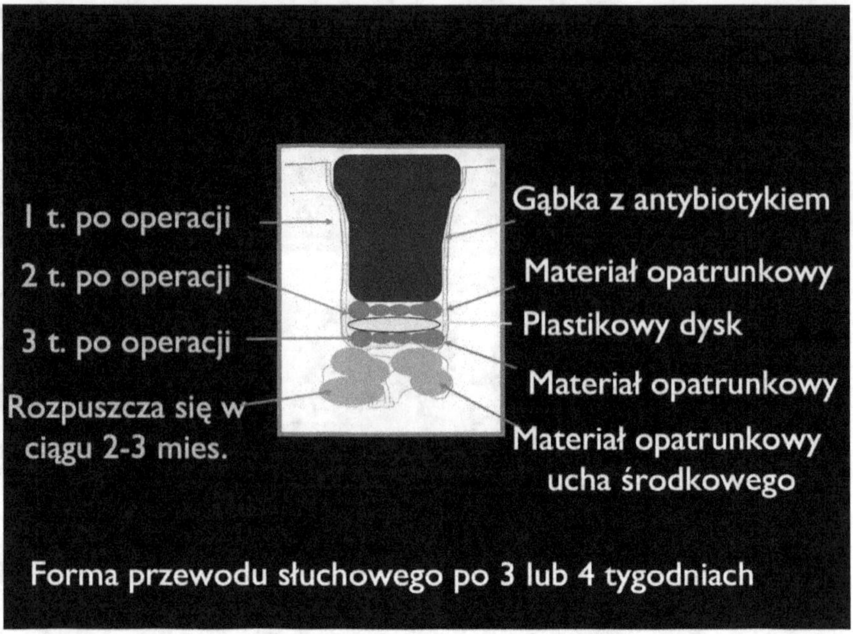

Schemat przedstawiający materiał opatrunkowy umieszczony w przewodzie słuchowym podczas operacji oraz przybliżony termin jego usunięcia w okresie pooperacyjnym.

Korekcja połączonej atrezji i mikrocji

Korekcja połączonej atrezji i mikrocji (CAM) w przypadku CAAM to zabieg jednoetapowy, podczas którego w ramach jednej operacji koryguje się zarówno wady przewodu słuchowego, jak i ucha zewnętrznego.[viii] Tworzy się przewód słuchowy, a ucho zewnętrzne odbudowuje się za pomocą implantu z porowatego polietylenu (PPE), opisanego poniżej. Dzieci powinny mieć przynajmniej trzy lata i ważyć około 15 kg lub więcej. O najwcześniejszym wieku, w którym wykonujemy operację CAM, decydują dwa czynniki. Pierwszym z nich jest bezpieczeństwo. Znieczulenie ogólne jest najbezpieczniejsze u dzieci w wieku trzech lat lub starszych. Ponieważ zabieg trwa od sześciu do ośmiu godzin, kwestie związane ze znieczuleniem u małych dzieci mają ogromne znaczenie. Współpracujemy wyłącznie z anestezjologami dziecięcymi, którzy znają się na metabolizmie niezbędnych leków u dzieci. Co więcej, ilość wdychanych środków znieczulających jest ograniczona do minimum dzięki wstrzyknięciu miejscowych środków znieczulających (lidokaina i bupiwakaina) zarówno przed rozpoczęciem zabiegu, jak i po jego zakończeniu, dzięki czemu pacjenci nie odczuwają bólu po przebudzeniu.

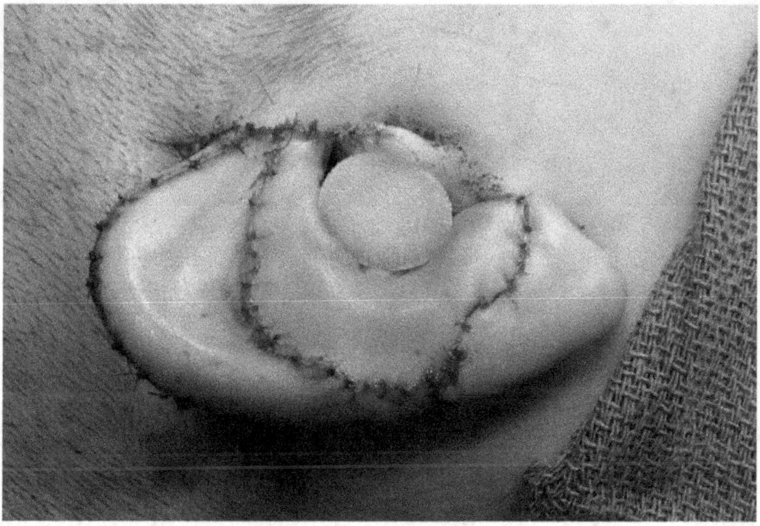

To zdjęcie zostało wykonane na sali operacyjnej tuż po zakończeniu operacji CAM prawego ucha. Przed wybudzeniem się dziecka zakładamy mu ochronny silikonowy materiał opatrunkowy w obrębie ucha zewnętrznego oraz opatrunek na głowę.

Wszystkie zabiegi CAM wykonywane w naszej placówce są zabiegami ambulatoryjnymi, a pacjenci są wypisywani tego samego dnia. Dzięki starannemu przeprowadzeniu znieczulenia dzieci mogą wrócić do domu już kilka godzin po zakończeniu operacji.

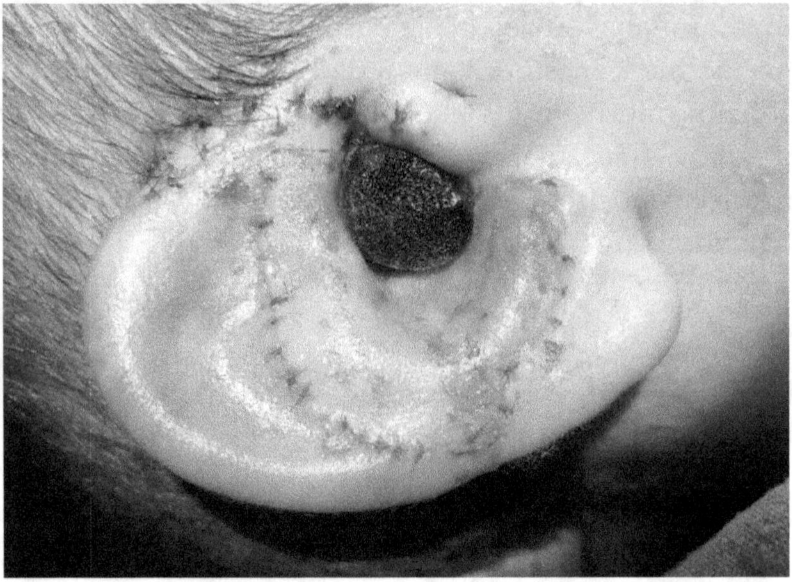

Ten sam pacjent dwa tygodnie później. Usunięto materiał opatrunkowy w obrębie ucha zewnętrznego i opatrunek głowy, ale wypełnienie przewodu słuchowego pozostało na miejscu. Gąbkę z przewodu słuchowego usunięto w trzecim tygodniu.

Co ciekawe, wiek 3 lat jest również odpowiedni do przeprowadzenia zabiegu, ponieważ do tego czasu głowa i ucho osiągają już znaczną część swoich ostatecznych wymiarów. Schemat ten ilustruje poniższy wykres. Jak widać, ucho zewnętrzne osiąga 88% rozmiarów dorosłych w wieku 3 lat i 92% w wieku 7 lat.[ix]

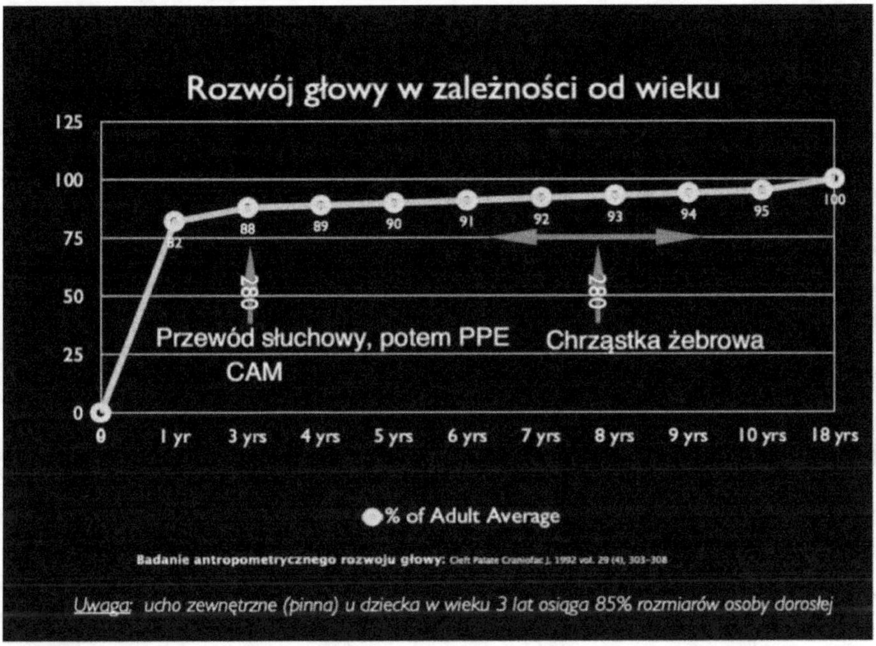

Graficzne przedstawienie wzrostu głowy (procent średniej wielkości dorosłego, oś y) w zależności od wieku w latach. W wieku 3 lat, czyli najwcześniejszym wieku, w którym można wykonać operację przewodu lub CAM, struktury głowy osiągnęły 88% średniej wielkości dorosłego. U dzieci w wieku 7 lat stanowią one 92% średniej wielkości dorosłego.

Zarówno w przypadku techniki z wykorzystaniem chrząstki żebrowej, jak i techniki PPE konieczne jest oszacowanie rozmiaru implantu na podstawie przewidywanego ostatecznego rozmiaru małżowiny usznej po zakończeniu wzrostu, czyli około 18. roku życia. W związku z tym u pacjentów z jednostronnym CAAM zrekonstruowane ucho i przewód słuchowy będą wyglądały na nieco większe niż po stronie zdrowej. W późniejszym okresie życia, gdy struktury te w pełni dojrzeją, oboje uszu będzie miało identyczny wygląd.

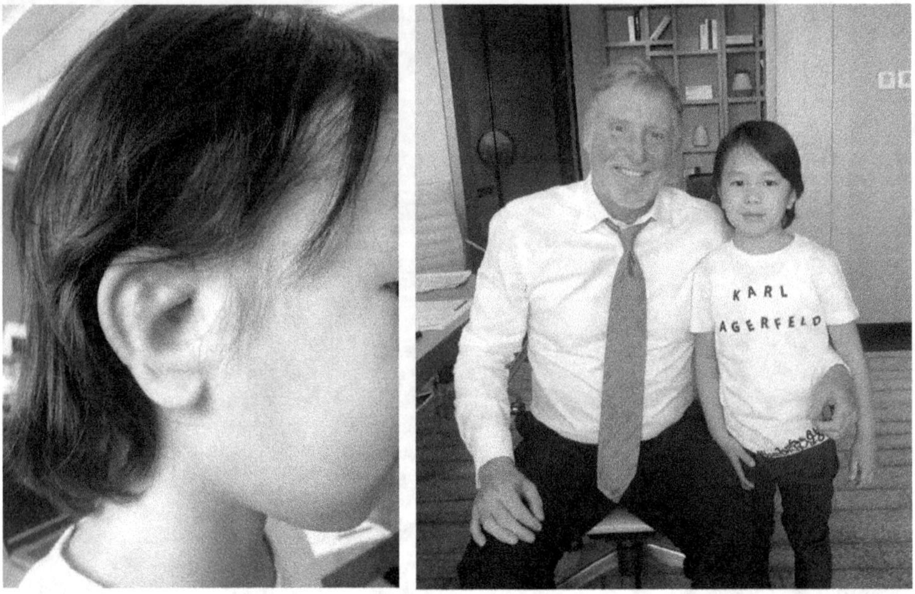

Ten chłopiec jest sześć miesięcy po operacji prawego ucha z CAM i jego słuch jest w normie (około 90% tego, co słyszy zdrowe ucho bez CAM).

Często pojawia się pytanie, która technika rekonstrukcji ucha zewnętrznego daje najlepsze wyniki słuchowe. Wyniki słuchowe po naprawie mikrocji przy użyciu przeszczepu żebrowego, PPE w technice CAM oraz PPE w oddzielnym przewodzie słuchowym i naprawie mikrocji są identyczne. Chociaż wyniki słuchowe są takie same, istnieją inne ryzyka i korzyści, które różnią się między tymi metodami rekonstrukcyjnymi, co zostanie omówione bardziej szczegółowo w dalszej części książki. Wyniki słuchowe są jednak porównywalne między wszystkimi metodami chirurgii rekonstrukcyjnej.

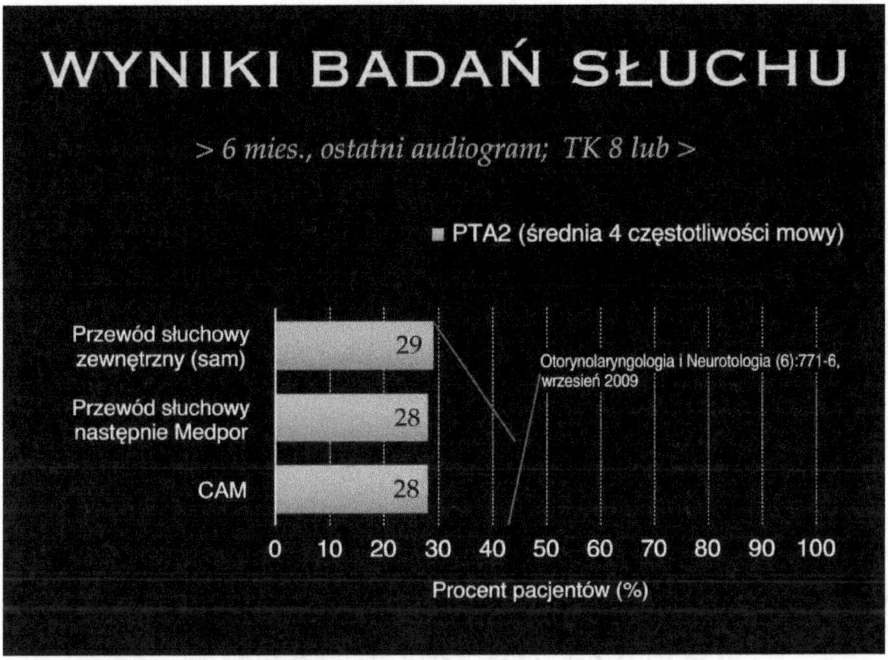

Porównanie wyników słuchu i technik rekonstrukcji. Należy zauważyć, że nie ma istotnej różnicy w wynikach słuchu między tymi technikami.

Wyniki operacji korekcji mikrocji z wykorzystaniem protezy PPE – niezależnie od tego, czy protezę wszczepia się jednocześnie z zabiegiem na przewodzie słuchowym w ramach korekcji CAM, w ramach zabiegu drugiego etapu po wstępnej operacji przewodu słuchowego, czy też w ramach samodzielnego zabiegu bez tworzenia przewodu słuchowego, są niemal identyczne, z następującym wyjątkiem:

- Ponieważ po przeszczepie przewodu słuchowego ruchomość ucha jest ograniczona, w naszych wczesnych badaniach implant PPE był bardziej podatny na pęknięcia w przypadku silnego uderzenia w ucho. Niemniej jednak, ogólny odsetek pęknięć był niski. Wstępne wyniki wskazywały na pęknięcie u nieco ponad 5% pacjentów. Po wzmocnieniu spoin w miejscu połączeń rusztowania PPE uważamy, że udało nam się praktycznie wyeliminować to powikłanie, niezależnie od zastosowanej metody operacyjnej.

Wyniki operacji korekcji mikrocji z wykorzystaniem metody CAM różnią się od wyników operacji korekcji atrezji i mikrocji przeprowadzanych oddzielnie w następujący sposób:

- U pacjentów z CAM rzadziej dochodzi z upływem czasu do przemieszczenia rusztowania PPE w kierunku dolnym lub przednim w porównaniu z pacjentami, u których korekcja atrezji i mikrocji odbywa się w różnych momentach. Uważamy, że wynika to z mocniejszego zawieszenia PPE za pomocą płata tkankowego, który możemy zachować w celu zawieszenia implantu PPE podczas operacji CAM — jest to tkanka znacznie mocniejsza niż w przypadku innych technik zawieszenia stosowanych w korekcji mikrocji po operacji atrezji. Płata tej tkanki nie można użyć do zawieszenia implantu PPE w ramach oddzielnego zabiegu chirurgicznego, co prowadzi do nieco wyższego odsetka przemieszczeń implantu w miarę upływu czasu.
- U pacjentów z CAM występuje mniejsze prawdopodobieństwo wystąpienia zwężenia przewodu słuchowego niż u pacjentów, którzy przeszli oddzielne operacje.

Na sali operacyjnej zakładany jest plastyczny opatrunek zewnętrzny, który szybko twardnieje i jest mocowany za pomocą szwów. Ten charakterystyczny, niebieski materiał pozostaje na miejscu przez dwa tygodnie, a dzieci nie są w stanie same go zdjąć. Rodzice nie muszą w żaden sposób dbać o niego – powinni jedynie chronić swoje dziecko przed czynnościami, które mogłyby spowodować uderzenie lub potrącenie gojącej się rany. U pacjentów z CAM niebieski materiał opatrunkowy usuwa się około 2 tygodnie po operacji.

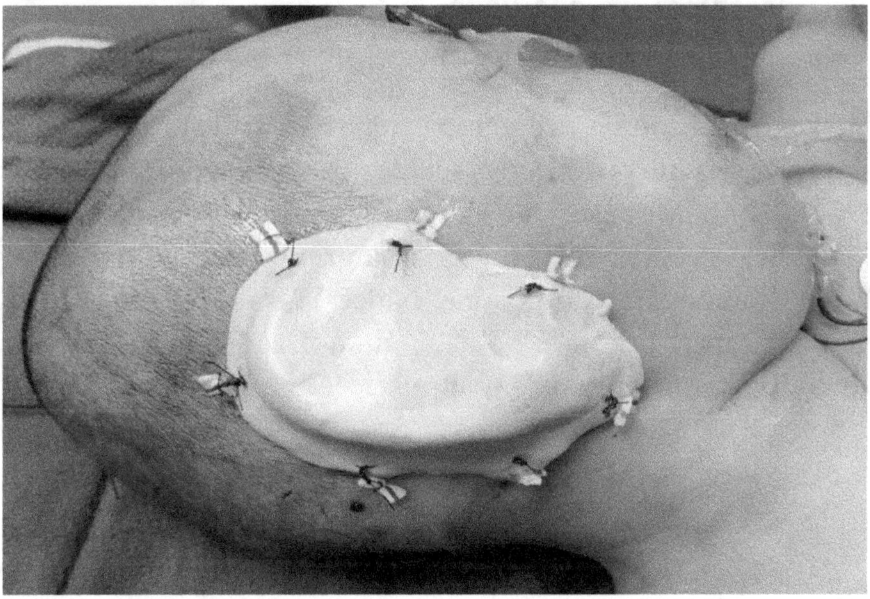

Przykład indywidualnie dopasowanego niebieskiego materiału opatrunkowego do ucha zewnętrznego, który umieszcza się na miejscu bezpośrednio po zakończeniu operacji CAM. Materiał ten pozostaje na miejscu przez 2 tygodnie, aby chronić zrekonstruowane ucho, a następnie jest usuwany podczas kolejnej wizyty w klinice.

Możliwość wykonania zabiegu chirurgicznego z korekcją CAM w ramach jednej operacji jest niezwykle atrakcyjna dla rodziców (i większości pacjentów!), zwłaszcza dla tych, którzy muszą pokonywać duże odległości, aby skorzystać z opieki specjalistycznej. Aby osiągnąć doskonałe wyniki w tej skomplikowanej i długotrwałej procedurze chirurgicznej, konieczna jest współpraca między chirurgią plastyczną dziecięcą, otologią i anestezjologią. Jak dotąd wyniki chirurgiczne i wskaźniki powikłań w przypadku CAM są podobne lub lepsze niż w przypadku innych form naprawy atrezji przewodu słuchowego wewnętrznego i mikrocji. Dlatego też naprawa CAM jest dobrym rozwiązaniem dla odpowiednio dobranych pacjentów.

Odlew przewodu słuchowego

Podczas ostatniej wizyty pooperacyjnej (około trzy tygodnie po zabiegu przewodu słuchowego lub cztery tygodnie po zabiegu CAM) wykonuje się indywidualny wkład do przewodu słuchowego, który idealnie dopasowuje się do anatomii każdego pacjenta. Wkład ten jest wykonany z materiału ograniczającego powstawanie blizn i wspomagającego gojenie. Należy go nosić co noc podczas snu przez cztery miesiące po zabiegu, a przed jego założeniem do przewodu słuchowego należy wpuścić jedną kroplę antybiotyku.

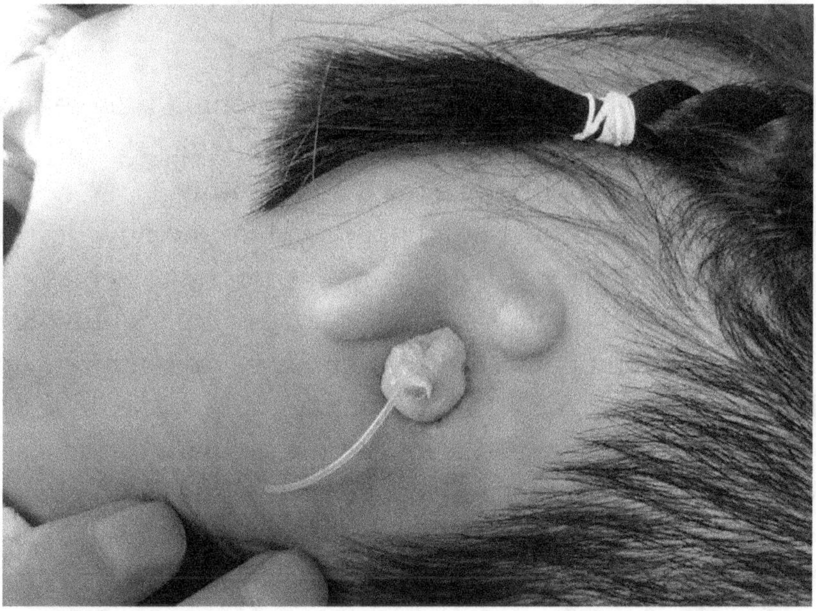

Podczas ostatniej wizyty pooperacyjnej wykonywany jest indywidualny, niebieski wkład, idealnie dopasowany do anatomii przewodu słuchowego pacjenta. Zazwyczaj wkładkę tę nosi się przez 4 miesiące od momentu wykonania, aby zapobiec zwężeniu przewodu słuchowego. Jeśli po pierwotnej operacji przewodu słuchowego jest dodatkowa operacja ucha zewnętrznego, około 3 tygodnie po rekonstrukcji ucha zewnętrznego należy wykonać nowy wkład, który należy nosić przez kolejne 4 miesiące.

Dzięki zastosowaniu tego wkładu w połączeniu z precyzyjnymi technikami chirurgicznymi udało nam się zmniejszyć częstość występowania zwężenia po operacji przewodu słuchowego i CAM do poniżej 2% pacjentów (w porównaniu z odsetkiem zwężeń wynoszącym około 20–30% na całym świecie). Stosowanie wkładu ma kluczowe znaczenie dla długoterminowego powodzenia zabiegu i ogranicza najczęstsze na świecie powikłanie (zwężenie) do niskiego poziomu.

Powikłania operacji

Powikłania długo- i krótkoterminowe występują u mniej niż 10% pacjentów. Powikłania te zazwyczaj można wyleczyć, a ponowna operacja jest konieczna u mniej niż 3% pacjentów.

W bezpośrednim okresie pooperacyjnym możliwe jest wystąpienie zakażenia implantu PPE, jednak w początkowej fazie naszej serii operacyjnej zdarzyło się to tylko u dwóch pacjentów. Zmiana na silniejszy antybiotyk dożylny podawany na początku operacji wyeliminowała zakażenia PPE u ostatnich 175+ pacjentów. Nie odnotowano żadnego przypadku zakażenia przewodu słuchowego.

W prawidłowo funkcjonującym układzie słuchowym błona bębenkowa styka się bezpośrednio z łańcuchem kosteczek słuchowych, co umożliwia bezpośrednie przekazywanie docierających drgań dźwiękowych do ucha wewnętrznego i mózgu. Po operacji może jednak dojść do odsunięcia się błony bębenkowej od kosteczek słuchowych (tzw. lateralizacji) – zarówno w późniejszym, jak i wczesnym okresie po zabiegu. Zazwyczaj przyczyną tego zjawiska jest ciśnienie w uchu środkowym, np. w przebiegu zapalenia ucha środkowego. W ciągu ostatnich kilku lat zmodyfikowane techniki chirurgiczne mające na celu zabezpieczenie przeszczepu powięziowego stosowanego do rekonstrukcji błony bębenkowej ograniczyły ten problem do nieco poniżej 3% pacjentów. Jeśli utracie słuchu towarzyszy lateralizacja błony bębenkowej, wskazana może być operacja rewizyjna.

Najpoważniejszym i najczęstszym powikłaniem operacji korekcji atrezji jest zwężenie i może ono wystąpić nawet u 30% pacjentów na całym świecie. Dzięki zastosowaniu metod chirurgicznych o minimalnej inwazyjności, pokryciu przewodu kostnego przeszczepem skóry, a także innym unikalnym technikom chirurgicznym udało nam się znacznie ograniczyć występowanie tego powikłania. Od 2012 r. zastosowanie indywidualnie dopasowanego wkładu do przewodu słuchowego, wykonanego od trzech do czterech tygodni po operacji i noszonego przez cztery miesiące wyłącznie podczas snu, pozwoliło ograniczyć częstość występowania zwężenia przewodu słuchowego u naszych pacjentów do poniżej 2%.

Ubytek słuchu czuciowo-nerwowy (np. uszkodzenie nerwu słuchowego) może wystąpić po każdej operacji ucha, jednak w naszej serii zabiegów CAM nie odnotowaliśmy takich przypadków. Podobnie, podczas operacji naprawy atrezji może dojść do uszkodzenia nerwu twarzowego, powodującego niedowład lub porażenie. Na całym świecie ryzyko uszkodzenia nerwu twarzowego wynosi 1–2%. Jak dotąd, wśród moich pacjentów z atrezją nie odnotowaliśmy żadnych przypadków trwałego uszkodzenia nerwu twarzowego.

Podczas wycinania płata tkanki używanego do pokrycia implantu ucha zewnętrznego PPE możliwe jest uszkodzenie małej gałęzi nerwu twarzowego, która kontroluje mięśnie używane do marszczenia brwi i unoszenia brwi po tej stronie twarzy. Jest to rzadkie, ale może się zdarzyć. Na sali operacyjnej zachowuje się szczególną ostrożność, monitorując ruchy twarzy i unikając trwałego uszkodzenia nerwu.

Może również dojść do odrzucenia przeszczepu skóry w przewodzie słuchowym lub nieprawidłowego gojenia się błony bębenkowej. W takim przypadku tkanka błony śluzowej może rozrosnąć się i pokryć przewód słuchowy, co może powodować wilgotność w przewodzie słuchowym. Nieprawidłowe gojenie lub brak higieny przewodu słuchowego po wygojeniu mogą spowodować słabe gojenie się uszkodzonej skóry u 2% pacjentów. Ponowne pokrycie przewodu słuchowego nowym przeszczepem skóry i/lub naprawa przewodu słuchowego są konieczne tylko u niewielkiego odsetka pacjentów. Większość przypadków można leczyć miejscowo stosowanymi preparatami i samą terapią – nie wymagają one rewizji.

Poniższy wykres porównuje odsetek powikłań na świecie, oparty na opublikowanych artykułach, z odsetkiem powikłań w naszej grupie pacjentów w Global Hearing Institute (GHI).

KOMPLIKACJE

	Świat	GHI
Infekcja	2%	<1%
Przesunięcie błony bębenkowej	15-18%	3%
Ponowne zwężenie	20-30%	2%
Utrata słuchu	2%	<1%
Uszkodzenie nerwu twarzowego	2%	0%
Utrata przeszczepu skóry	15%	2%

Porównanie wskaźników powikłań na całym świecie z wskaźnikami powikłań u naszych pacjentów w Global Hearing Institute (GHI).

Oczywiście, mogą również wystąpić późniejsze powikłania, wymagające operacji rewizyjnej w pewnym momencie życia dziecka. Krzywe częstości powtórnych operacji oparte na analizach predykcyjnych szacują, że około 10% dzieci będzie wymagało operacji rewizyjnej w pewnym momencie swojego życia. Może to wynikać z przyczyny, która spowodowałaby uszkodzenie normalnej błony bębenkowej (na przykład zapalenie ucha środkowego lub uderzenie fali w głowę podczas surfowania) lub z przyczyny specyficznej dla operacji naprawy przewodu słuchowego (takiej jak lateralizacja błony bębenkowej lub przemieszczenie implantu PPE w dół nad otworem przewodu), a także z innych, rzadszych przyczyn.

Czyszczenie nowego przewodu słuchowego

Nasza skóra nieustannie wytwarza nowe komórki i złuszcza stare. Na powierzchni ciała komórki te po prostu odpadają lub są zmywane podczas kąpieli i prysznica. W uchu komórki te mogą się gromadzić. Normalna skóra przewodu słuchowego rośnie od wewnątrz, od powierzchni błony bębenkowej w kierunku zewnętrznej części przewodu słuchowego. U większości z nas przewód słuchowy oczyszcza się samodzielnie. Gdy przeszczepiamy skórę z innego miejsca, jak w przypadku kanaloplastyki lub CAM, nie migruje ona tak, jak normalna skóra. W rezultacie skóra może się gromadzić w zrekonstruowanym uchu, tworząc łuszczącą się warstwę na przewodzie słuchowym i błonie bębenkowej. To nagromadzenie może blokować słuch i stwarzać zarazkom środowisko na zadomowienie się i wywołanie infekcji.

W ciągu pierwszego roku po operacji ucho będzie wymagało oczyszczenia przez lokalnego lekarza specjalizującego się w chorobach ucha, nosa i gardła (zwanego również otolaryngologiem) przy użyciu mikroskopu, od dwóch do czterech razy. Po całkowitym wygojeniu ucha częstotliwość zabiegów zmniejsza się i stabilizuje na poziomie jednego lub dwóch razy w roku przez resztę życia pacjenta.

Jak przygotować dziecko do operacji?

Jeśli chodzi o powrót do zdrowia po operacji, dzieci są znacznie bardziej odporne, niż większość ludzi sądzi. Najczęściej jest to trudniejsze dla rodziców niż dla samych dzieci!

Zauważyłem, że ważne jest, aby rozmawiać z dziećmi o zbliżającej się operacji. Chociaż nie są potrzebne szczegółowe informacje, to odpowiadanie na pytania dotyczące tego, co będą czuć i widzieć przed, w trakcie i po operacji, zaspokaja ich naturalną ciekawość.

Oto kilka przydatnych wskazówek dotyczących komunikacji, których nauczyłem się przez lata:

Ogólne wskazówki dotyczące komunikacji z dzieckiem przed i po operacji

- Przekazuj dziecku informacje dostosowane do jego wieku. Na przykład: trzylatkowi wystarczy krótki opis w stylu: „Jedziemy do Kalifornii, a dr Roberson sprawi, że Twoje mniejsze ucho będzie wyglądało i słyszało tak samo jak drugie". Unikaj zbyt wielu szczegółów technicznych. Starsze dzieci mogą potrzebować bardziej szczegółowych wyjaśnień. Znasz swoje dziecko i potrafisz ocenić, ile informacji mu przekazać oraz w jaki sposób to zrobić.
- Odpowiadaj na pytania, podając informacje zwięzłe i dostosowane do wieku. Takie otwarte podejście to dobry sposób na złagodzenie obaw dziecka w większości sytuacji.
- Unikaj tajemniczości. Ukrywanie informacji może wywołać niepokój i nieufność, gdy dziecko nieuchronnie zorientuje się, że nie byliśmy z nim szczerzy.
- Tuż po operacji dziecko nie będzie odczuwać bólu lub będzie odczuwać go w bardzo niewielkim stopniu. Wynika to z podania zastrzyku z preparatem znieczulającym, podobnym do tego, którego używa dentysta. Lek ten podaje się, zanim dziecko wybudzi się ze znieczulenia. Późnym wieczorem w dniu operacji ucho może lekko boleć, ale ból ten można złagodzić za pomocą doustnych

leków przeciwbólowych. W dniu operacji nie podaje się żadnych zastrzyków. Podczas przenoszenia dziecka na salę operacyjną nie odczuwa ono żadnego bólu.

- Około połowa dzieci przyjmuje leki przeciwbólowe pierwszej nocy po operacji, a potem już ich nie dostaje. Pozostali pacjenci odczuwają ulgę w bólu następnego dnia po operacji. Mniej niż 5% pacjentów przyjmuje jakiekolwiek leki przeciwbólowe po tym okresie.
- Twoje dziecko wyczuwa Twój poziom niepokoju lub obaw. Pewność siebie i spokój mają ogromne znaczenie dla dzieci w okresie poprzedzającym operację. Porozmawiaj ze swoim partnerem lub innymi osobami dorosłymi o swoich obawach i lękach, a przed dzieckiem zachowuj spokój i okazuj delikatną pewność siebie.

Przykładowa rozmowa z małym dzieckiem

„Mama i/lub tata będą z Tobą, dopóki nie wejdziesz na salę operacyjną, gdzie zostaniesz uśpiony. Dr Roberson będzie z Tobą na sali operacyjnej i zajmie się Tobą, gdy będziesz spał. Będziemy przy Tobie, gdy się obudzisz".

[Uwaga: podajemy dzieciom lek uspokajający, który powoduje utratę pamięci wydarzeń zachodzących około 30 minut przed operacją, więc zazwyczaj nie pamiętają one tej części dnia.]

Podziel się szczegółami dotyczącymi dnia operacji

- Twoje dziecko zasypia, oddychając przez maskę podobną do tej, którą noszą astronauci lub piloci samolotów odrzutowych.
- Gdy dziecko się obudzi, na uchu i głowie będzie miało opatrunek. Należy go pozostawić na miejscu przez krótki czas, aby zapewnić dziecku bezpieczeństwo.

Porady na okres po dniu operacji

- W ciągu pierwszych kilku dni po operacji następuje szybki powrót do zdrowia. Rodzice są zazwyczaj zaskoczeni tym, jak szybko dzieci wracają do zdrowia i zaczynają zachowywać się normalnie. Większość czasu spędzonego w Kalifornii może być wspaniałym czasem dla całej rodziny.
- Połącz wyjazd do Kalifornii z nagrodą. Mogą to być na przykład wycieczki do pobliskich miejsc, takich jak Yosemite, San Francisco czy Disneyland. Podekscytowanie związaną z tą przygodą pozwoli dziecku (i Tobie!) skupić się na czymś innym niż operacja. Podróżowanie samochodem jest łatwe, a nasi pacjenci chętnie odwiedzają wiele wspaniałych miejsc w Kalifornii. Jest to również okazja do spędzenia czasu razem z dzieckiem, co może okazać się cudownym przeżyciem i pozostawić piękne wspomnienia.
- Prowadź fotograficzny lub pisemny dziennik powrotu Twojego dziecka do zdrowia. Możesz do

niego później wrócić i docenić tę wspólną drogę. Okaże się to również cenne dla dzieci w miarę ich powrotu do zdrowia i dorastania, bo będą one wiedzieć, jak wiele ich rodzina poświęciła, aby podarować im dar słuchu. Sam jestem świadkiem tego, jak ta wdzięczność wzrasta w ciągu całego życia pacjentów, zwłaszcza gdy sami mają dzieci. Doświadczenie bycia rodzicem pozwala im na nowo zrozumieć, jak wiele dla nich zrobiłeś lub zrobiłaś w tak delikatnym okresie.

Wysiłek, jaki wkładasz w poszukiwanie najlepszego rozwiązania tego problemu, jest wyrazem miłości - i zasługujesz na uznanie za to, że się w to angażujesz.

Aparaty słuchowe

Pacjenci, u których nie można chirurgicznie utworzyć przewodu słuchowego, lub ci, u których przewód ten został już utworzony, ale potrzebują lepszego słuchu, są leczeni przy użyciu alternatywnej metody przekazywania dźwięku do nerwu słuchowego. Naszym celem jest przywrócenie słuchu w każdym uchu. Gdy dźwięk dociera do ucha wewnętrznego dotkniętego wadą ucha, sygnał elektryczny przechodzi wzdłuż nerwu słuchowego i trafia do mózgu, tak samo jak w przypadku zdrowego ucha.

Na szczęście, dostępnych jest wiele różnych urządzeń, które pozwalają osiągnąć ten cel. W niniejszym rozdziale opisuję najważniejsze zalety i wady urządzeń stosowanych przez Global Hearing, a także sposób działania każdego z nich. Wybór odpowiedniego urządzenia to złożona decyzja, w której powinien uczestniczyć otolog. Często możliwe jest skorzystanie z więcej niż jednej opcji. Niniejszy rozdział ma na celu uzupełnienie, a *nie zastąpienie* rozmów z zespołem specjalistów medycznych dotyczących najlepszego rozwiązania lub rozwiązań dla Twojego dziecka.

Nowe urządzenia pojawiają się na rynku w błyskawicznym tempie i istnieje duże prawdopodobieństwo, że w trakcie – miejmy nadzieję – długiego i wspaniałego życia Twojego dziecka pojawią się jeszcze lepsze modele. W różnych częściach świata dostępne są różne urządzenia. Technologia, która obecnie jest najlepsza, nie zawsze będzie najlepsza w przyszłości, dlatego staraj się nie podejmować decyzji, które uniemożliwią Ci skorzystanie z innych wspaniałych opcji w przyszłości. Ważne jest, aby wybierać rozwiązania technologiczne oferowane przez stabilną firmę, która najprawdopodobniej będzie istnieć przez całe życie Twojego dziecka.

Gdy potrzebujesz aparatu słuchowego i wybierasz go, kieruj się zasadą „nie pal za sobą mostów". Innymi słowy, unikaj urządzeń, które uniemożliwiają korzystanie z innych aparatów w przyszłości.

Jak działają aparaty słuchowe?

Aparaty słuchowe działają na jeden z trzech sposobów:

- Przewodnictwo kostne
- Przewodnictwo powietrzne
- Stymulacja bezpośrednia

Aparaty na przewodnictwo kostne

Urządzenia wykorzystujące przewodnictwo kostne składają się z zewnętrznego procesora wyposażonego w mikrofon oraz elementów wszczepionych, połączonych z kością czaszki. Procesor przekształca dźwięk w drgania mechaniczne, które za pośrednictwem tego implantu są przekazywane do struktur kostnych. Drgania te rozchodzą się w czaszce i docierają do ślimaków oraz nerwów słuchowych obu uszu, gdzie wywołują impulsy elektryczne.

Przekazywanie dźwięku do kości czaszki odbywa się jedną z trzech metod:

1. Poprzez bezpośredni kontakt urządzenia wibrującego z implantowanym chirurgicznie łącznikiem.
2. Poprzez połączenie urządzenia zewnętrznego z chirurgicznie wszczepionym magnesem, przy czym skóra pozostaje nienaruszona.
3. Poprzez dociśnięcie urządzenia zewnętrznego do skóry czaszki za pomocą elastycznej opaski bez części wszczepionej.

Aparaty przewodzące dźwięk drogą powietrzną

Aparaty przewodzące dźwięk drogą powietrzną to standardowe aparaty słuchowe, z których korzysta wiele osób z niedosłuchem. W przypadku dzieci z CAAM aparaty te wymagają nieco innego zaprogramowania, ale są to te same urządzenia, z których korzysta wiele starszych osób z niedosłuchem odbiorczym (czuciowo-nerwowym), o czym wspomniałem wcześniej w tej książce.

Aparaty słuchowe wykorzystujące przewodnictwo powietrzne odbierają dźwięki otoczenia, przetwarzają je elektronicznie i wzmacniają w sposób dostosowany indywidualnie do każdego pacjenta. Następnie niewielki głośnik umieszczony w przewodzie słuchowym przekazuje przetworzony dźwięk do ucha z głośnością większą niż w momencie jego odebrania. Każdy dźwięk jest dostosowywany indywidualnie do potrzeb pacjenta, podobnie jak korektor w systemie stereo, który pozwala na regulację głośności dźwięków w zależności od tego, co osoba słuchająca uważa za przyjemne i funkcjonalne.

Aby móc korzystać z aparatów na przewodnictwo powietrzne, konieczne jest posiadanie przewodu słuchowego. Gdy wady budowy kości ucha środkowego uniemożliwiają przywrócenie słuchu do normalnego poziomu po operacji przewodu słuchowego, aparaty na przewodnictwo powietrzne mogą zapewnić słyszenie na normalnym poziomie.

Aparaty słuchowe stymulacji bezpośredniej

Aparaty słuchowe do stymulacji bezpośredniej to wszczepiane chirurgicznie aparaty słuchowe, które zapewniają bezpośrednie połączenie wibracyjne ze strukturami ucha środkowego lub wewnętrznego, co pozwala na przekazywanie dźwięku konkretnie do ucha, w którym zostały wszczepione. W obecnych urządzeniach zewnętrzny głośnik wychwytuje dźwięk i przetwarza go elektronicznie. Sygnał jest przekazywany przez skórę do wewnętrznego urządzenia wszczepionego, które odbiera, dekoduje i przekazuje sygnał elektryczny do wibrującego elementu przymocowanego do kości ucha środkowego lub ucha wewnętrznego. Urządzenia te stymulują wyłącznie ucho, w którym zostały wszczepione.

Aparaty słuchowe wykorzystujące przewodnictwo kostne

Cochlear BAHA Connect

BAHA to skrót od Bone Anchored Hearing Aid, co w języku angielskim oznacza „aparat słuchowy zakotwiczony w kości". Produkt ten został opracowany przez australijską firmę Cochlear Corporation i jako pierwszy został wprowadzony na rynek w 1999 roku przez szwedzką firmę ENTific, którą następnie w 2005 roku przejęła firma Cochlear Australia. Jest on używany od około trzech dekad.

Urządzenie składa się z wszczepianej chirurgicznie śruby tytanowej, którą umieszcza się w kości czaszki powyżej i za uchem. Do wszczepionego tytanowego urządzenia przymocowany jest łącznik, który wystaje przez skórę i jest zakrywany włosami. Ma on średnicę kilku milimetrów i wystaje poza skórę na kilka milimetrów. Procesor zewnętrzny zatrzaskuje się w łączniku i można go łatwo założyć oraz zdjąć na czas snu lub w obecności wody, która powoduje uszkodzenia. Gdy procesor zewnętrzny jest podłączony i w pełni działa, urządzenie wystaje z powierzchni skóry za uchem na około 20 milimetrów.

Oticon Ponto

Ponto to urządzenie niemal identyczne z tym wyprodukowanym po raz pierwszy przez firmę Oticon w 2006 roku i stanowi alternatywę dla BAHA Connect. Zawiera podobny element wszczepiany, do którego podłączony jest zewnętrzny procesor. Zarówno BAHA, jak i Ponto przekazują drgania dźwiękowe do kości czaszki, skąd docierają one do obu uszu wewnętrznych, jak opisano powyżej. Te dwa urządzenia konkurują ze sobą pod względem jakości dźwięku i dodatkowych funkcji.

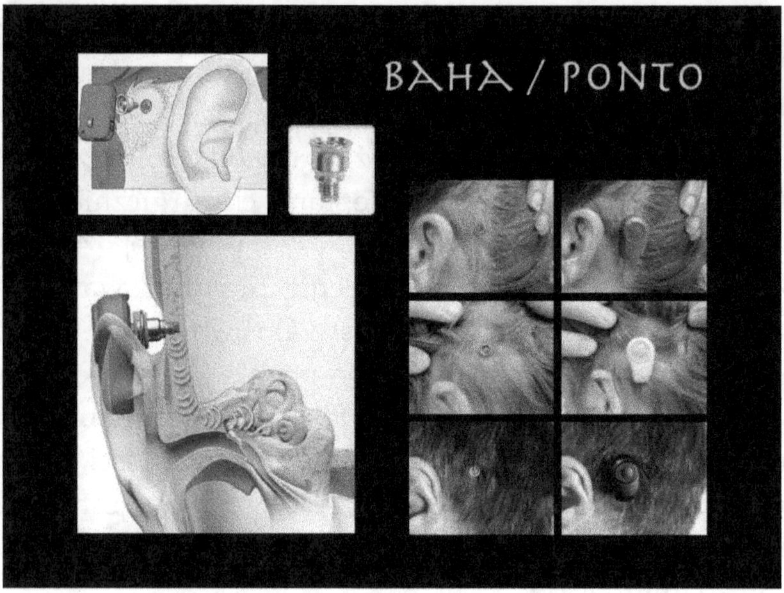

Powyższe zdjęcia przedstawiają przykłady urządzeń BAHA Connect i Oticon Ponto, które zawierają wszczepianą chirurgicznie tytanową śrubę współpracującą z procesorem zewnętrznym.

Miękka opaska (BAHA lub Ponto)

W przypadku urządzeń z miękką opaską dźwięk jest przekazywany do ucha wewnętrznego poprzez umieszczenie identycznego procesora, jak w wersji wszczepialnej urządzenia, na elastycznej opasce. Opaska utrzymuje procesor na głowie. Urządzenie może stymulować słuch bez konieczności wykonywania zabiegu chirurgicznego i może zostać dopasowane w dniu wizyty pacjenta.

Z urządzenia tego często korzystają młodzi pacjenci oraz osoby, które nie chcą poddać się zabiegowi chirurgicznemu. Inni stosują je w oczekiwaniu na rozpoczęcie innych rodzajów leczenia. Pacjenci z obustronnym CAAM powinni zostać wyposażeni w to urządzenie w ciągu pierwszych kilku miesięcy po urodzeniu (sprawdź warunki szczególne poniżej).

Implant ślimakowy BAHA Attract

To nowsze urządzenie (z 2013 r.) przenosi drgania między częścią wszczepioną a procesorem zewnętrznym dzięki przyciąganiu dwóch magnesów. Żadna część urządzenia nie wystaje przez skórę. Urządzenie utrzymuje się na skórze głowy dzięki przyciąganiu magnetycznemu. Procesor zewnętrzny jest taki sam jak w modelu BAHA Connect, ale – ze względu na magnes – wystaje dalej poza skórę głowy.

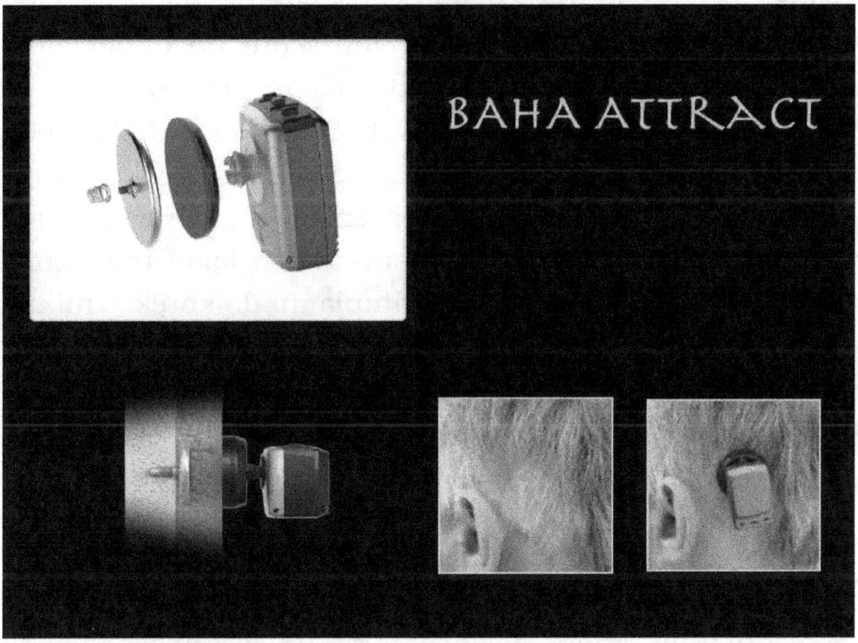

Zdjęcie urządzenia BAHA Attract, które zawiera chirurgicznie wszczepiony magnes, umożliwiający utrzymanie procesora zewnętrznego dzięki przyciąganiu magnetycznemu.

MedEl BoneBridge

Austriacka firma MedEl Corporation w 2013 roku po raz pierwszy wprowadziła na rynek aparat słuchowy wykorzystujący przewodnictwo kostne, w którym element generujący drgania jest wszczepiany pod skórę (w przypadku wyżej wymienionych urządzeń część generująca drgania pozostaje poza ciałem). Żadna część urządzenia nie przechodzi przez skórę.

Magnes utrzymuje na miejscu procesor zewnętrzny, w skład którego wchodzą mikrofon, bateria i oprogramowanie. Urządzenie zewnętrzne przekazuje dźwięk przez skórę do urządzenia wewnętrznego. Część wibrująca urządzenia ma grubość 9 mm i może być trudna do umieszczenia u małych dzieci, ponieważ grubość ich czaszki w wieku pięciu lat wynosi mniej niż 5 mm. Chociaż niektórzy chirurdzy umieszczają urządzenie niżej, w grubszej kości dolnej części czaszki, zwanej wyrostkiem sutkowym, takie umiejscowienie może kolidować z umieszczeniem implantu do korekcji mikrocji (z użyciem chrząstki żebrowej lub PPE). W związku z tym urządzenie to najlepiej zarezerwować dla osób dorosłych.

Aparaty słuchowe z przewodzeniem powietrznym

Wiele firm produkuje aparaty słuchowe przewodzące dźwięk drogą powietrzną. Wartość światowego rynku wynosi blisko 7 miliardów dolarów amerykańskich. Aparaty te dopasowuje się do przewodu słuchowego za pomocą indywidualnie dopasowanych wkładek i nie wymagają one zabiegu chirurgicznego. Dostępne są modele umieszczane w przewodzie słuchowym, w uchu lub za uchem. Używa się ich w stanie czuwania i należy je wyjmować w wilgotnym otoczeniu. Do zasilania wymagają wymiany baterii co kilka dni.

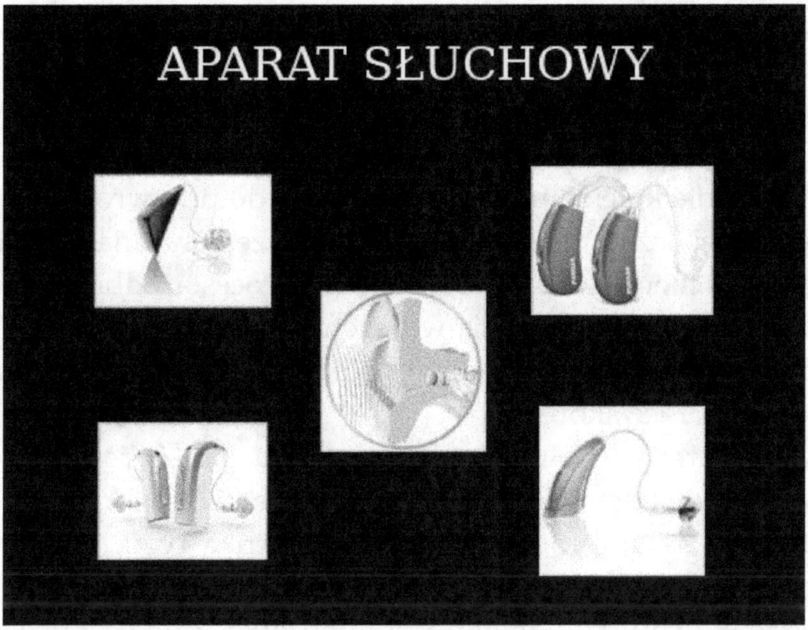

Przykłady aparatów słuchowych przewodzenia powietrznego, które mogą wzmacniać docierający dźwięk w obecności przewodu słuchowego i zwiększać poziom słyszalności.

Na rynku dostępnych jest wiele rodzajów aparatów słuchowych, a wybór urządzenia najlepiej dostosowanego do potrzeb danego pacjenta pozostawia się audiologowi specjalizującemu się w dopasowywaniu aparatów słuchowych. W przypadku dzieci najlepszym wyborem są audiolodzy dziecięcy, do których warto zwrócić się po poradę.

Niektóre modele są utrzymywane na miejscu przez małżowinę uszną. W przypadku implantów z przeszczepem chrząstki żebrowej zazwyczaj nie ma rowka za uchem, dlatego urządzenia te należy przymocować taśmą dwustronną. U pacjentów z implantami PPE urządzenie nie może uciskać skóry pokrywającej implant, ponieważ może to prowadzić do urazów skóry i problemów z implantem PPE. Oba te środki ostrożności można łatwo zastosować, korzystając z kilku wskazówek od audiologa.

Urządzenia do stymulacji bezpośredniej

MedEl Vibrant SoundBridge

MedEl oferuje kolejne urządzenie służące do przywrócenia słuchu u niewielkiej liczby pacjentów. Część wszczepiana znajduje się pod skórą nad uchem i za nim. Zewnętrzny procesor odbiera dźwięk i przekazuje go do urządzenia wewnętrznego. Oba elementy są połączone siłą przyciągania magnetycznego. Żadna część urządzenia nie wystaje przez skórę.

Wewnętrzny implant umieszczony za uchem jest połączony cienkim przewodem z dodatkowym elementem wibrujący o wielkości około dwukrotnie większej od ziarenka ryżu. Element ten, zwany przetwornikiem z ruchomą masą, można chirurgicznie umieścić w uchu środkowym i przymocować do kości ucha środkowego lub do części ucha, przez którą przekazywane są dźwięki.[x] Wibracje wytwarzane przez przetwornik są bezpośrednio przekazywane przez układ słuchowy do mózgu.

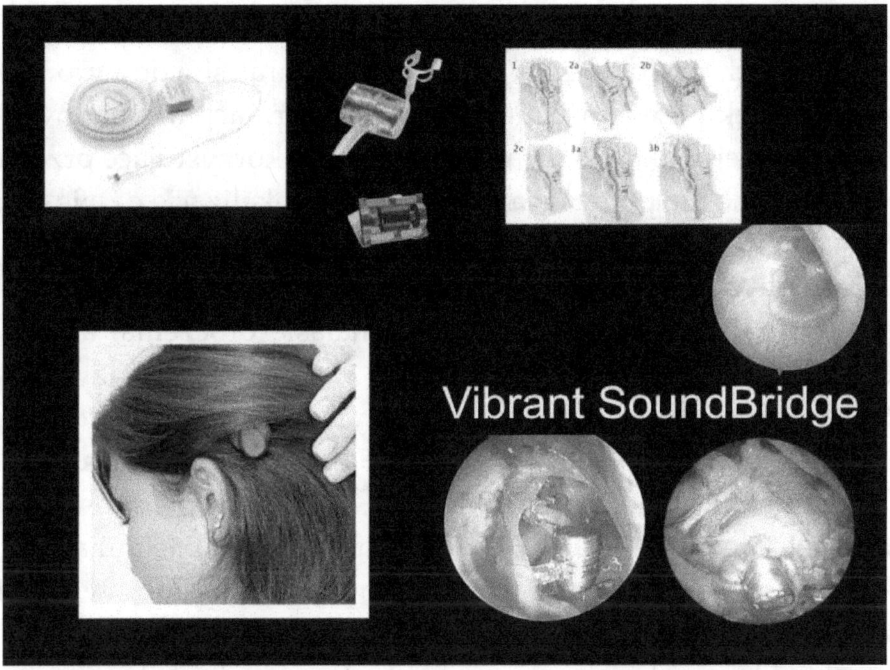

Zdjęcia wszczepialnego urządzenia MedEl Vibrant SoundBridge.

Ciekawostką jest fakt, że wynalazca urządzenia Vibrant SoundBridge sam cierpi na niedosłuch i sam ma wszczepiony ten implant. Zdjęcia widoczne w prawym dolnym rogu to autentyczne fotografie jego implantu tuż po operacji. Pracowaliśmy razem, gdy odbywałem staż na Uniwersytecie Stanforda, w ośrodku badań nad słuchem, gdzie po raz pierwszy opracował to urządzenie. Kilka lat później to ja przeprowadziłem u niego zabieg wszczepienia – właśnie wtedy powstały te zdjęcia.

Wady aparatów słuchowych wykorzystujących przewodnictwo kostne (BCHA)

Aparat słuchowy przewodzący dźwięk przez kość (BAHA, Ponto, Sophono, BoneBridge) przekazuje ten sam sygnał do obu uszu wewnętrznych. Ponieważ mózg potrzebuje dwóch oddzielnych strumieni danych do lokalizacji dźwięków, aparat słuchowy przewodzący dźwięk przez kość nie dostarcza informacji niezbędnych do wykonania tej funkcji. Aparaty słuchowe wykorzystujące przewodnictwo kostne nie pozwalają pacjentom na lokalizację dźwięku, nawet jeśli mają oni założone dwa takie urządzenia.

Ponieważ mózg potrzebuje dwóch strumieni dźwiękowych z obu uszu, aby normalnie słyszeć w hałasie otoczenia, a aparaty BCHA tego nie zapewniają, słyszenie w hałasie przy użyciu tych aparatów nie jest optymalne. Aparaty BCHA są najbardziej pomocne w sytuacjach, gdy poziom hałasu jest niski lub umiarkowany. Wielokrotnie obserwowaliśmy, że dzieci z jednostronnym CAAM, które noszą aparaty BCHA, dobrowolnie zdejmują te urządzenia w sytuacjach, gdy hałas jest umiarkowany lub wysoki. Powodem jest to, że zdrowe ucho — bez CAAM — odbiera dźwięk zarówno z normalnego przewodu słuchowego i mechanizmu słuchowego, jak i z aparatu BCHA. Gdy otoczenie staje się głośniejsze, te dwa dźwięki razem są mylące, a pacjenci słyszą tylko tym uchem, które jest w stanie słyszeć normalnie.

Jakość dźwięku z implantowanych urządzeń wykorzystujących przewodzenie kostnego jest również nieco syntetyczna. Pacjenci opisują dźwięk jako robotyczny lub przypominający odgłos maszyny, z wyższym niż normalnie udziałem wysokich częstotliwości. Dźwięk ten jest jednak funkcjonalny i przydatny zarówno do rozumienia mowy, jak i jej rozwoju.

Jeśli aparat przewodzący dźwięk przez kość jest najlepszym rozwiązaniem dla Ciebie lub Twojego dziecka, musisz mieć świadomość, że u niemal 100% pacjentów pediatrycznych konieczna będzie operacja rewizyjna. Chirurdzy zalecający te aparaty rzadko o tym wspominają. Istnieją dwa powody, dla których konieczna jest operacja rewizyjna:

- Zakażenie i/lub wypadnięcie urządzenia. W przypadku aparatów słuchowych BCHA z elementem przechodzącym przez skórę (takich jak BAHA Connect lub Oti con Ponto) miejscowe zakażenie skóry występuje średnio 2-3 razy w roku. Zazwyczaj można je łatwo wyleczyć poprzez delikatne czyszczenie i stosowanie leków miejscowych, ale może być konieczna rewizja.
- Wypadnięcie wszczepialnych aparatów słuchowych przewodzących dźwięk przez kość występuje u 8% pacjentów. Oznacza to, że część urządzenia umieszczona w ciele po prostu wypada.
- W miarę jak dziecko rośnie, zarówno skóra głowy, jak i grubość ścianek czaszki znacznie się zwiększają. (Na przykład: u dzieci w wieku około pięciu lat grubość ścianek czaszki wynosi 4–5 mm, a u dorosłych 12–17 mm.) Ze względu na te zmiany istnieje niemal stuprocentowe prawdopodobieństwo, że gdy dziecko osiągnie dorosłość, konieczna będzie wymiana części implantu.

Koszt implantowanych aparatów słuchowych przewodzących dźwięk przez kość (BCHA) może początkowo być niższy niż koszt operacji przewodu słuchowego. W dłuższej perspektywie koszty urządzeń implantowanych są jednak znacznie wyższe. Procesory zewnętrzne wymienia się średnio co 4-5 lat przez całe życie, a każda wymiana kosztuje od 5000 do 7000 USD. Operacja rewizyjna jest nieunikniona i również stanowi dodatkowe obciążenie finansowe.

Pacjenci z obustronnym CAAM powinni zostać wyposażeni w aparaty słuchowe przewodzące dźwięk przez kość, zamontowane na opasce na głowę, w ciągu pierwszych kilku miesięcy po urodzeniu. Zakładanie urządzenia z miękką opaską nie wymaga operacji i może zostać wykonane w ciągu jednego dnia w wykwalifikowanych ośrodkach. Dźwięk z aparatu słuchowego przewodzącego dźwięk przez kość zamontowanego na opasce nie jest tak dobry jak w przypadku wszczepialnych aparatów, ale jest wystarczająco zbliżony do normalnego dźwięku, aby umożliwić stymulację układu słuchowego i rozwój mowy. Powierzchniowe aparaty BCHA można nosić do czasu ustalenia najlepszego sposobu leczenia CAAM, co nastąpi za dwa lub trzy lata. Bez wczesnego i częstego stosowania tego urządzenia wystąpią poważne zaburzenia językowe i trudności w tworzeniu słów.

Wielu pacjentów korzysta z aparatu BCHA z opaską na głowę przez pierwsze trzy lata, zanim zostanie wykonana operacja utworzenia przewodu słuchowego. Takie podejście pozwala maksymalnie wykorzystać pierwsze trzy lata rozwoju mowy.

Niektórzy rodzice decydują się na stosowanie opaski BCHA również w przypadku jednostronnego CAAM. Nie ulega wątpliwości, że dźwięk z urządzenia powierzchniowego stymuluje ucho wewnętrzne i ścieżki mózgowe w CAAM. Chociaż uważamy, że okaże się to korzystne, obecnie nie ma wystarczających danych, aby zalecić tę strategię wszystkim pacjentom. Wiemy jednak, że opaskę BCHA należy wprowadzić wcześnie (najlepiej przed ukończeniem 6-8 miesiąca życia), w przeciwnym razie dziecko jej nie zaakceptuje. Dwu- lub trzylatki po prostu zdejmują urządzenie za każdym razem, gdy rodzic próbuje je założyć! Z drugiej strony, jeśli dzieci używają urządzeń od najmłodszych lat, akceptują je jako część swojego normalnego życia.

Metody korekcji mikrocji

Obecnie istnieją dwie główne metody chirurgicznej rekonstrukcji ucha zewnętrznego, które zostały szczegółowo opisane poniżej – rekonstrukcja z użyciem przeszczepu chrząstki żebrowej oraz rekonstrukcja metodą PPE. Wybór techniki rekonstrukcji wady ucha zewnętrznego ma wpływ na termin operacji atrezji, jeśli dziecko kwalifikuje się do zabiegu obejmującego przewód słuchowy. Operacja przewodu słuchowego następuje po rekonstrukcji z użyciem przeszczepu chrząstki żebrowej, a w przypadku metody PPE odbywa się ona przed lub w tym samym czasie. Konsultacja z chirurgiem plastycznym biegłym w określonej technice jest ważną i niezbędną częścią planowania leczenia. Decyzję należy podjąć do czasu uzyskania wyników tomografii komputerowej przeprowadzanej u dziecka w wieku około 2,5 roku.

Chirurdzy plastyczni zazwyczaj stosują tylko jedną technikę i mogą mieć dość zdecydowane zdanie na temat tego, która metoda jest najlepsza. Należy spodziewać się sprzecznych informacji, rozmawiając z różnymi chirurgami plastycznymi, zwłaszcza jeśli stosują oni różne techniki. Poniżej starałem się przedstawić zalety i wady różnych technik oraz pomóc w ustaleniu, o co należy zapytać wybranego chirurga plastycznego. Wraz z zespołem pozostaję do Twojej dyspozycji, aby pomóc Ci w uporządkowaniu różnych zaleceń od różnych chirurgów, jeśli zaczniesz odczuwać frustrację lub zdezorientowanie.

Radzę zapytać podczas konsultacji, ile operacji naprawczych wykonał dany chirurg plastyczny. Aby osiągnąć biegłość w naprawie mikrocji, potrzeba sporej liczby przypadków. Postaraj się uniknąć katastrofalnych skutków operacji przeprowadzonych przez niedoświadczonych chirurgów, którzy mają co prawda dobre intencje, ale nie mają wystarczającej praktyki.

Należy pamiętać, że znaczna część chirurgów plastycznych posiada niewielką wiedzę na temat słuchu oraz znaczenia wczesnej odbudowy słuchu dla rozwoju mowy, języka i mózgu (to zrozumiałe, ponieważ niedosłuch nie jest tematem poruszanym w programach szkoleniowych z zakresu chirurgii plastycznej). W związku z tym chirurg plastyczny może nie uwzględnić tego aspektu funkcjonowania i przyszłości dziecka przy zalecaniu leczenia. Niektórzy chirurdzy plastyczni zdobyli wiedzę na temat wpływu upośledzenia słuchu na swoich pacjentów i dobrze uwzględniają ten aspekt w planowaniu leczenia. Z mojego doświadczenia wynika, że najlepiej skonsultować się z otologiem w sprawie wszelkich porad dotyczących słuchu udzielonych przez chirurga plastycznego.

Wadliwie ukształtowaną część ucha zewnętrznego nazywa się czasem mikrocją. Istnieją trzy możliwości rekonstrukcji:

- Proteza zewnętrzna
- Przeszczep chrząstki żebrowej
- Implant z porowatego polietylenu (PPE) (MEDPOR™ , Supor™)

Różnice między tymi technikami zostały pokrótce przedstawione poniżej. Przed opracowaniem ostatecznego planu leczenia słuchu należy wybrać metodę rekonstrukcji ucha zewnętrznego.

Porównanie opcji rekonstrukcji ucha zewnętrznego

	Kiedy rozpoczyna się zabieg na uchu zewnętrznym	**Liczba wymaganych operacji**	**Jakiego chirurga potrzeba do zabiegu na uchu zewnętrznym**	**Kiedy może być konieczna operacja przewodu słuchowego**
Proteza zewnętrzna	W każdym wieku	Brak	Specjaliści od protetyki	Przed lub po dopasowaniu. Protezę zewnętrzną można wykonać tak, aby otaczała przewód słuchowy.
Implant z przeszczepem chrząstki żebrowej	5-6 lat	3-4	Chirurg plastyczny	Po (po zakończeniu serii 3-4 operacji ucha)
Implant PPE	3 lata	1	Chirurg plastyczny	Przed lub w tym samym czasie

Na całym świecie więcej pacjentów poddaje się zabiegowi przeszczepu chrząstki żebrowej niż innym technikom. Metoda naprawy za pomocą przeszczepu chrząstki żebrowej jest stosowana od lat 60. XX wieku i jest znana większej liczbie chirurgów. W ciągu ostatniej dekady w wiodących ośrodkach, takich jak nasz, nastąpiło jednak odejście od tradycyjnej metody korekcji mikrocji. Więcej rodziców wybiera implantację PPE niż przeszczep chrząstki żebrowej u naszych pacjentów. Niewielu pacjentów korzysta z protezy zewnętrznej, chyba że nie kwalifikują się do rekonstrukcji chirurgicznej. Przykłady sytuacji, w których protezy są dobrym rozwiązaniem, obejmują brakujące uszy, uszy poparzone lub uszy, w których brakuje tkanek niezbędnych do pomyślnej rekonstrukcji (zgodnie z oceną chirurga plastycznego).

W większości przypadków do przeprowadzenia operacji naprawy atrezji i mikrocji u każdego pacjenta potrzeba dwóch różnych chirurgów. Aby osiągnąć jak najlepsze wyniki, konieczna jest ścisła koordynacja i komunikacja między nimi – inaczej chirurg może utrudnić lub uniemożliwić pracę drugiemu. Na przykład, jeśli operacja żuchwy zostanie przeprowadzona przed operacją mikrocji i dojdzie do uszkodzenia tętnicy niezbędnej do rekonstrukcji ucha zewnętrznego, wszczepienie protezy PPE może okazać się trudne lub niemożliwe, co może wymagać zastosowania innej techniki.

Współpracuję z chirurgami stosującymi każdą z tych metod. Rodzice często proszą mnie o obiektywną opinię na temat każdej z nich. Opisując je oraz przedstawiając ich główne zalety i wady, chcę pomóc Ci w podjęciu najlepszej decyzji.

Proteza zewnętrzna

Co to takiego?

Model ucha zewnętrznego może być wykonany z elastycznego tworzywa sztucznego. Jest niezwykle realistyczny i może niemal identycznie odwzorować istniejące ucho. Aby lepiej zrozumieć tę technologię, wyobraź sobie hollywoodzki film, w ramach którego tworzone są niesamowite kostiumy i efekty specjalne.

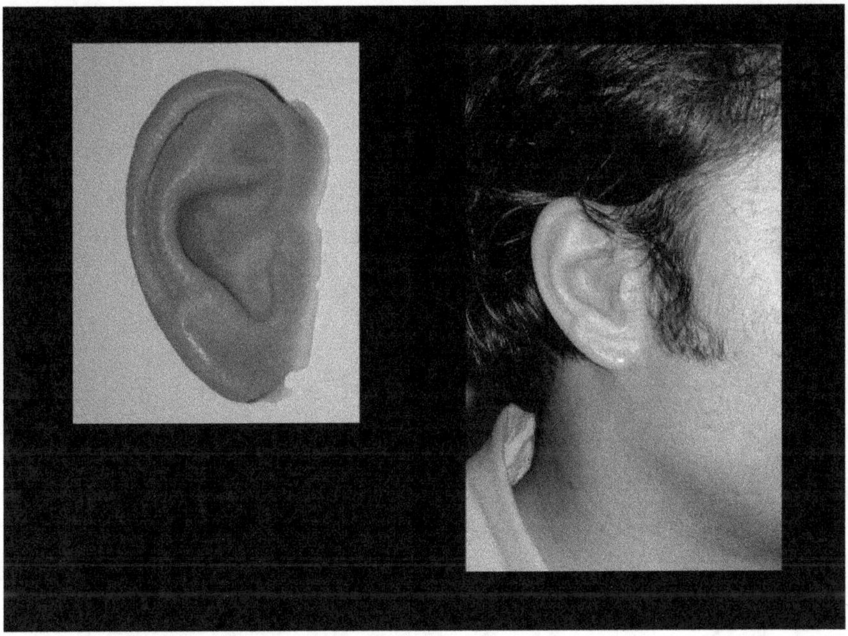

Przykład protezy ucha zewnętrznego utrzymywanej w miejscu za pomocą kleju.

Jak używa się tej protezy?

Protezę nosi się codziennie i zdejmuje się ją na noc. Urządzenie pozostaje na miejscu nad uchem z mikrocją lub wokół utworzonego przewodu słuchowego. Do zamocowania protezy stosuje się dwie metody. Najczęściej stosowaną metodą są kleje. Alternatywnie można użyć magnesów, aby utrzymać protezę zewnętrzną we właściwym miejscu. Umieszczenie magnesów wymaga zabiegu chirurgicznego. Po wygojeniu tworzy się protezę zewnętrzną z magnesami, które utrzymują ją w odpowiedniej pozycji.

Zalety

- Możliwość rekonstrukcji w przypadku, gdy opcje chirurgiczne nie są możliwe

- Najbardziej realistyczna i naturalna rekonstrukcja

Wady

- Proteza może spaść podczas noszenia i odsłonić znajdującą się pod spodem wadę rozwojową ucha
- Codzienne zakładanie protezy może być czasochłonne i trudne
- Naturalny odcień skóry zmienia się wraz z porami roku, dlatego zazwyczaj potrzebne są co najmniej dwa różne odcienie protezy
- Ze względu na zużycie, uszkodzenia lub utratę w ciągu życia pacjenta konieczne jest stosowanie wielu protez

Przeszczep chrząstki żebrowej

W zabiegu z wykorzystaniem przeszczepu chrząstki żebrowej pobiera się fragment chrząstki żebrowej ze ściany klatki piersiowej w celu utworzenia formy ucha. Formę tę wszczepia się następnie pod istniejącą skórę ucha dotkniętego mikrocją po usunięciu zniekształconej tkanki chrzęstnej. Za pomocą techniki przeszczepu chrząstki żebrowej można odtworzyć jedno ucho lub oba. Do każdego ucha wykorzystuje się odpowiedni fragment chrząstki żebrowej pobrany z jednej strony przedniej ściany klatki piersiowej.

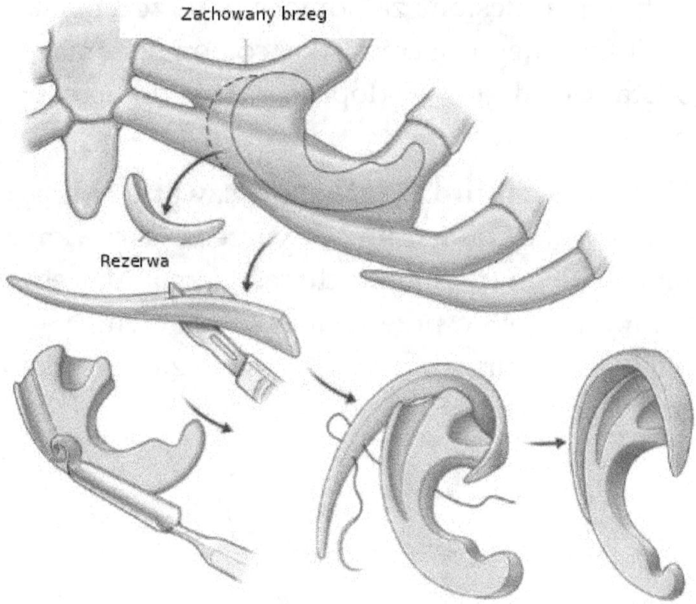

W przypadku rekonstrukcji ucha zewnętrznego z wykorzystaniem przeszczepu żebra chrząstka żebrowa jest pobierana z przedniej ściany klatki piersiowej i wykorzystywana do stworzenia indywidualnego rusztowania do wszczepienia pod skórę.

Dzieci muszą mieć co najmniej 5 lub 6 lat, a nawet więcej, jeśli są drobnej budowy, aby zapewnić wystarczającą ilość chrząstki do odtworzenia ucha. Zabieg jest realizowany w trzech lub czterech etapach, z których każdy wymaga osobnej operacji.

1. Pierwszym z nich jest pobranie chrząstki żebra oraz wykonanie i wszczepienie formy ucha.
2. Płat ucha (który w przypadku ucha z mikrocją jest zazwyczaj stosunkowo prawidłowy, ale znajduje się w niewłaściwym położeniu) zostaje przesunięty na właściwą pozycję po zagojeniu się implantu chrzęstnego.

3. Ucho jest uniesione za pomocą przeszczepu skóry umieszczonego za chrząstką, co pomaga mu odstawać od głowy i dopasować się do ucha po przeciwnej stronie.
4. Niektórzy chirurdzy wykonują czwartą operację rekonstrukcyjną w celu odtworzenia skrawka, czyli niewielkiego fragmentu chrząstki znajdującego się zazwyczaj przed przewodem słuchowym. Niektórzy chirurdzy wykonują ten zabieg podczas trzeciej operacji.

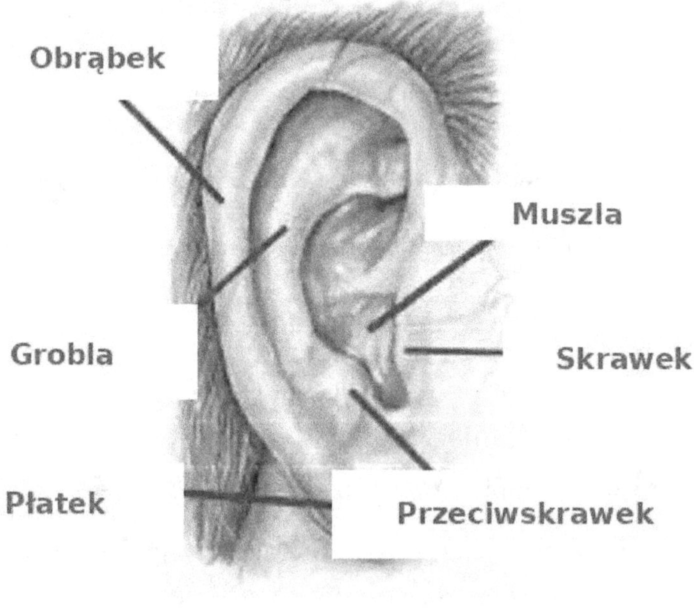

Schemat prawidłowych anatomicznych punktów orientacyjnych ucha zewnętrznego.

Rekonstrukcja przewodu słuchowego musi nastąpić po zabiegu przeszczepu chrząstki żebrowej, aby przeszczep mógł się prawidłowo zagoić (zobacz sekcję „Operacja naprawy atrezji" poniżej).

Każdy etap wymaga wygojenia, zanim będzie można przeprowadzić kolejną operację. Pacjenci kliniki Global Hearing, którzy decydują się na zabieg z wykorzystaniem przeszczepu chrząstki żebrowej, przechodzą średnio 3,6 operacji, zanim zostanie utworzony przewód słuchowy. Średni wiek pacjentów poddawanych zabiegowi utworzenia przewodu słuchowego w ramach korekcji mikrocji z wykorzystaniem przeszczepu chrząstki żebrowej to 11,6 lat.

Jak wiadomo z powyższego rozdziału dedykowanemu okresowi krytycznemu rozwoju, 11,6 roku to okres wykraczający poza normalny czas rozwoju kluczowych aspektów słuchu, takich jak mowa i język. W przypadku wyboru metody korekcji mikrocji z wykorzystaniem przeszczepu chrząstki żebrowej ważne jest, aby stymulować odbudowywane ucho za pomocą aparatu słuchowego wykorzystującego przewodnictwo kostne (opis tej technologii znajduje się poniżej) do momentu odtworzenia przewodu słuchowego.

Zalety

- Ponieważ żebro jest naszą własną tkanką, reakcja organizmu na ten materiał jest minimalna. Technika ta pozwala uniknąć stosowania w organizmie materiałów obcych. Nowe ucho jest w rzeczywistości przeszczepem tkanki pochodzącej od samego pacjenta, a ryzyko, że organizm go nie przyjmie lub nie zagoi się prawidłowo, jest niewielkie.
- Częstotliwość wystąpienia ekspozycji implantu, czyli sytuacji, w której implant wystaje przez skórę i konieczne jest przeprowadzenie kolejnej operacji w celu jego usunięcia i wymiany, wynosi wśród pacjentów 1%.

- Przeszczep chrząstki żebrowej jest bardziej odporny na urazy mechaniczne niż PPE. W przypadku obu technik istnieje ryzyko urazu, co może wymagać operacji rewizyjnej.
- Operacja przeszczepu chrząstki żebrowej nie ogranicza aktywności pacjenta.
- Zrekonstruowane ucho charakteryzuje się lepszym czuciem zarówno w samym uchu, jak i w otaczającej je skórze. Ponieważ przeszczep z żebra nie wymaga pobrania tkanki spod skóry głowy, nie ma ryzyka utraty włosów ani przerzedzenia skóry głowy.
- Konieczność wymiany przeszczepu z żebra występuje rzadko.
- Zakażenie w okolicy operacji występuje w mniej niż 1% przypadków.

Wady

- Ze względu na długotrwały przebieg operacji przeszczepu chrząstki żebrowej rekonstrukcja ucha zewnętrznego jest wykonywana dopiero po osiągnięciu wieku, w którym inne dzieci często wyśmiewają rówieśników z powodu ich wyglądu fizycznego.
- Liczne zabiegi chirurgiczne są trudne i mogą stanowić wyzwanie psychologiczne dla dzieci w okresie wczesnej młodości.
- Następstwem pobrania chrząstki żebrowej ze ściany klatki piersiowej są często blizny i ból.

- Ponieważ operację mikrocji z wykorzystaniem przeszczepu chrząstki żebrowej należy przeprowadzić przed zabiegiem na przewodzie słuchowym, słuch zostaje przywrócony dopiero po ukończeniu dziesiątego roku życia, kiedy to minął już kluczowy okres rozwoju słuchu i mowy. Zaobserwowaliśmy różnice, zwłaszcza w zakresie słyszenia w hałasie, u pacjentów, u których słuch przywrócono w późniejszym wieku. Pacjenci ci borykają się z trwałymi zaburzeniami słuchu i funkcjonalnymi. Takie skutki można zminimalizować, ale nie całkowicie wyeliminować, stosując aparat słuchowy przewodzący dźwięk przez kość do czasu przywrócenia słuchu.
- W porównaniu z metodą PPE przeszczep chrząstki żebrowej ma mniej naturalny wygląd. Wynika to głównie z tego, że uszy wykonane z przeszczepu z żebra zazwyczaj przylegają do głowy i nie odstają tak jak normalne ucho. Z boku mogą wyglądać naturalnie, ale z przodu lub pod każdym innym kątem widać wyraźnie, że są nienaturalne.

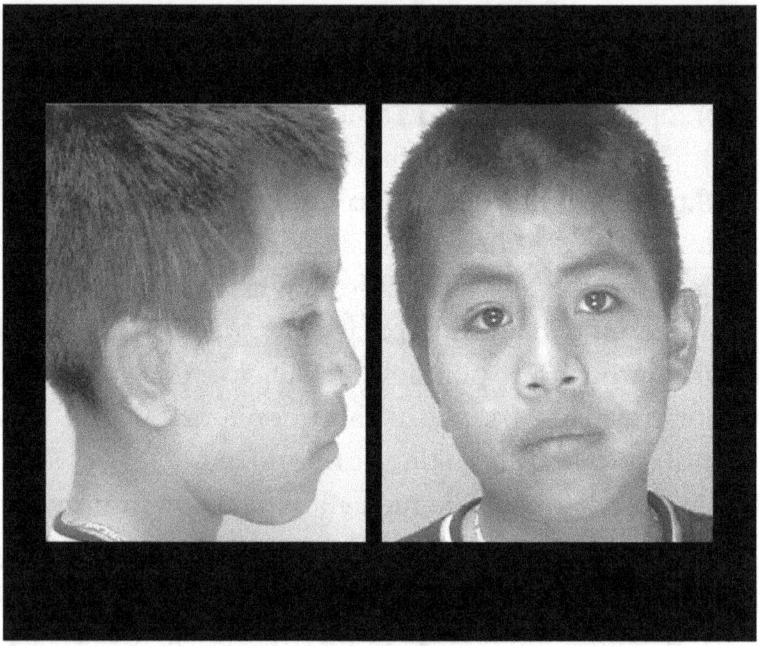

Przykład pacjenta z jednostronnym (prawostronnym) CAAM po rekonstrukcji ucha zewnętrznego z użyciem przeszczepu chrząstki żebrowej. Zwróć uwagę na brak naturalnego wysunięcia od głowy w porównaniu z normalnym lewym uchem.

- Częstotliwość zwężenia przewodu słuchowego po operacji przewodu słuchowego (zwanego zwężeniem i opisanego poniżej w sekcji dotyczącej rekonstrukcji przewodu słuchowego) jest wyższa w przypadku przeszczepu chrząstki żebrowej w porównaniu z implantacją PPE.
- Żebro może z czasem ulec resorpcji, powodując zmniejszenie rozmiaru implantu lub jego deformację.

Implantacja porowatego polietylenu (PPE)

Rekonstrukcję chirurgiczną przeprowadza się przy użyciu materiału sztucznego przeznaczonego do implantacji. Materiał ten ma porowatą strukturę, dzięki czemu w trakcie gojenia wrastają w niego naczynia krwionośne i tkanki. Materiał ten jest produkowany przez co najmniej dwie firmy i dostarczany w dwóch częściach. Części te są zgrzewane ze sobą na sali operacyjnej w celu uzyskania ucha o pożądanym kształcie i rozmiarze. Następnie implant PPE umieszcza się w wybranym miejscu.

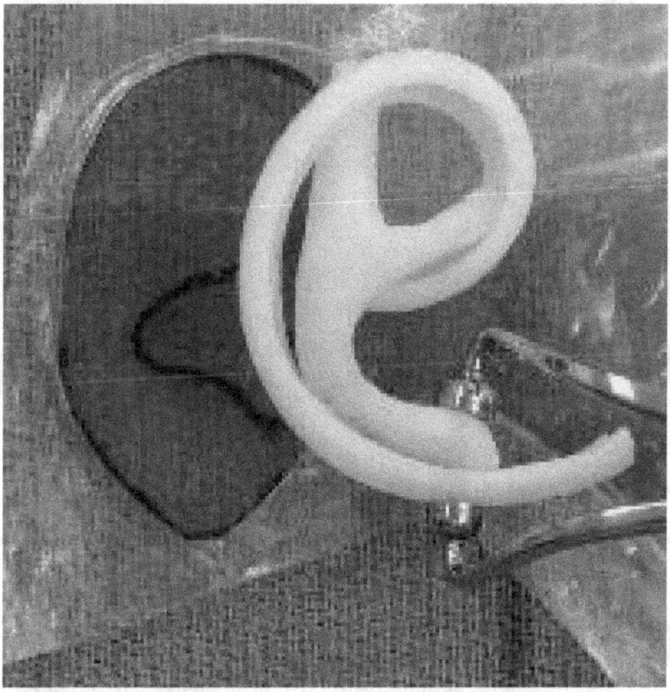

Implant ucha z tworzywa PPE w trakcie przygotowywania, dopasowany do szablonu sporządzonego na podstawie kształtu zdrowego ucha po przeciwnej stronie.

Podczas operacji wycina się błonę tkankową, która w normalnych warunkach znajduje się pomiędzy skórą głowy a kością czaszki, pozostawiając ją przyczepioną do naczyń krwionośnych tuż nad uchem. Błonę umieszcza się na implancie PPE, a następnie za pomocą ssania dopasowuje się ją do implantu tak, aby ściśle przylegała. Płatki skóry pobiera się z innych części ciała i zszywa nad płatem błonowym. Następnie są one również przyciągnięte próżniowo do powierzchni płata błony, aby pokryć implant PPE. Unaczynienie płata błony zapewnia tlen do przeszczepów skóry aż do momentu ich zagojenia, ponieważ układ ten tworzy wyściółkę z żywej tkanki.

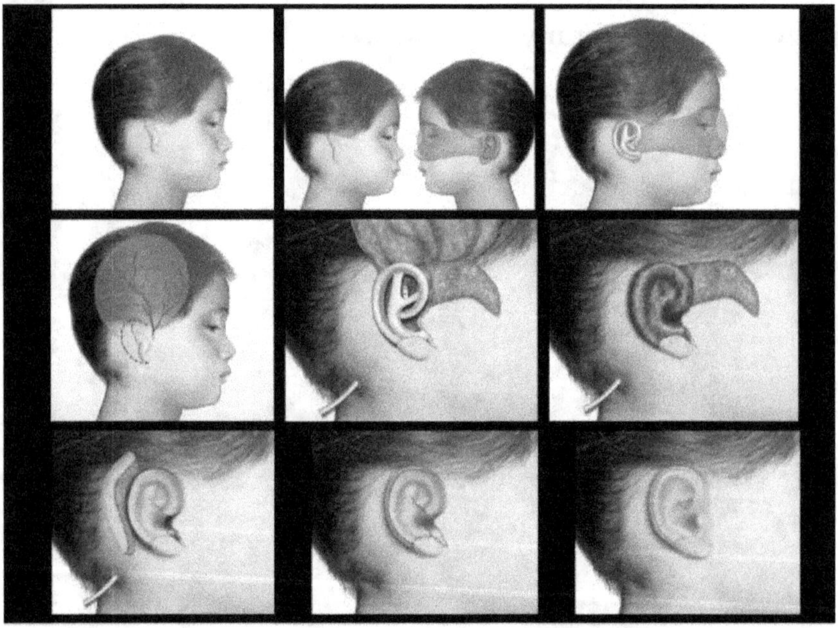

Ogólny przebieg zabiegu rekonstrukcji mikrocji za pomocą implantu PPE. Najpierw wykonuje się szablon (jeśli jest to wskazane) na podstawie drugiego ucha, który służy do indywidualnego dopasowania implantu PPE. Następnie wycina się płat tkanki i opuszcza go w dół, aby przykrył implant i utrzymał go w miejscu. Na koniec nowo skonstruowane ucho pokrywa się przeszczepami skóry.

Operację przewodu słuchowego można wykonać przed rekonstrukcją PPE lub w tym samym czasie (zobacz odpowiednio sekcje „Naprawa atrezji" i „Połączona naprawa atrezji i mikrocji" poniżej).

Przed poddaniem się rekonstrukcji PPE należy odczekać co najmniej cztery miesiące (idealnie sześć miesięcy) na wygojenie przewodu słuchowego, jeśli plan leczenia obejmuje oddzielne operacje. Rekonstrukcja przewodu słuchowego po wszczepieniu PPE wiąże się z większym ryzykiem dla implantu PPE. Chociaż u kilku wybranych pacjentów przeprowadziliśmy operację przewodu słuchowego po wszczepieniu PPE, odradzamy takie podejście ze względu na zwiększone ryzyko powikłań związanych z implantem PPE.

Zalety

- Ponieważ wszczepienie implantu PPE nie wymaga, aby tkanki otaczające przewód słuchowy zagoiły się prawidłowo przed zabiegiem na samym przewodzie, operację przewodu słuchowego można przeprowadzić przed wszczepieniem implantu PPE lub równocześnie z nim.
- Wykonana już w wieku trzech lat operacja PPE pozwala na przywrócenie słuchu i jego prawidłowy rozwój w okresie krytycznym, a jednocześnie rozwiązuje problemy estetyczne związane z mikrocją i atrezją.
- Wszczepienie implantu PPE można przeprowadzić – i zazwyczaj przeprowadza się je – przed osiągnięciem przez dziecko wieku szkolnego, kiedy to różnica w wyglądzie w stosunku do kolegów z klasy zaczyna często stanowić problem.
- Średnio PPE wymaga o 2,6 zabiegu chirurgicznego mniej niż przeszczep chrząstki żebrowej. Z oczywistych względów jest to mniej uciążliwe dla

dzieci zarówno pod względem psychicznym, jak i fizycznym.

- Najlepsze wyniki implantacji PPE przewyższają wyniki implantacji przeszczepów z żebra pod względem odwzorowania wyglądu normalnych uszu. Wynika to głównie z tego, pod jakim kątem zrekonstruowane małżowiny odstają od czaszki, co zapewnia ich idealną symetrię z drugim uchem przy spojrzeniu z dowolnej strony.

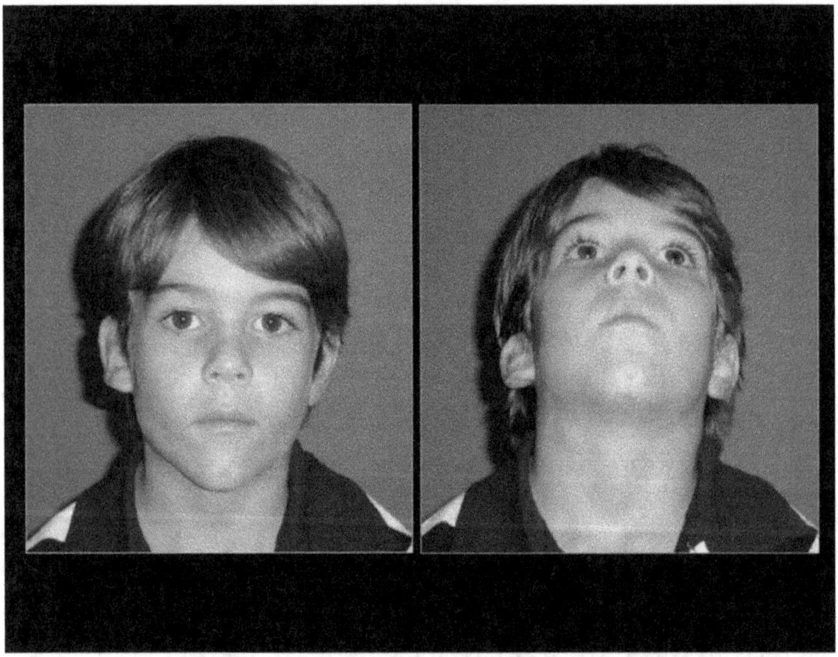

Pacjent ten cierpiał na jednostronne (prawostronne) CAAM i poddał się rekonstrukcji ucha zewnętrznego poprzez implantację PPE. Zwróć uwagę na doskonałą symetrię uszu, zwłaszcza w odniesieniu do wysunięcia ucha od głowy (porównaj ją z poprzednim zdjęciem przeszczepu chrząstki żebrowej).

- Wszczepienie PPE łatwiej jest połączyć z utworzeniem przewodu słuchowego. Niektóre implanty z przeszczepu chrząstki żebrowej mogą zostać nieprawidłowo umieszczone w miejscu, gdzie powinien znajdować się przewód słuchowy. Ponieważ przewód słuchowy należy zawsze utworzyć przed wszczepieniem PPE lub równocześnie z nim, nie spotykamy się z przypadkami nieprawidłowego umieszczenia PPE nad przewodem słuchowym.

- W przypadku wszczepienia implantu PPE stopień zwężenia przewodu słuchowego jest mniejszy niż w przypadku przeszczepu chrząstki żebrowej.
- Wszczepienie PPE i operację przewodu słuchowego można wykonać podczas jednej wizyty ambulatoryjnej, co pozwala zminimalizować liczbę zabiegów bez uszczerbku dla doskonałych wyników. Jesteśmy obecnie jedynym zespołem na świecie wykonującym połączoną korekcję atrezji i mikrocji w ramach jednej procedury (procedura CAM).

Wady

- PPE jest obecnie jednym z najlepszych materiałów stosowanych do produkcji implantów. Niemniej jednak wciąż jest to materiał obcy, co może powodować pewne problemy. U 4% pacjentów dochodzi do przebicia implantu przez skórę. Zazwyczaj zdarza się to we wczesnym okresie pooperacyjnym, ale może również wystąpić później. W takim przypadku implant można zakryć w ramach niewielkiego zabiegu chirurgicznego polegającego na przemieszczeniu tkanki w okolicy. W rzadkich przypadkach konieczna jest bardziej rozległa operacja mająca na celu usunięcie implantu i umożliwienie zagojenia się skóry. W takiej sytuacji implant należy następnie wymienić podczas kolejnego zabiegu.

- Implant PPE jest bardziej podatny na pęknięcie w wyniku uderzenia w ucho. Konstrukcja spawana chirurgicznie na sali operacyjnej może ulec rozdzieleniu, co może spowodować utratę kształtu i/lub problemy z tkanką pokrywającą implant PPE. Jest to rzadkie, ale może wymagać operacji rewizyjnej polegającej na wymianie implantu.
- Wskaźniki zakażeń w okresie okołooperacyjnym są wyższe w przypadku PPE niż w przypadku przeszczepu chrząstki żebrowej. Wskaźnik ten pozostaje jednak niski i dotyczy mniej niż 1% przypadków.

Wygląd kosmetyczny po rekonstrukcji mikrocji ma duże znaczenie przy podejmowaniu decyzji. Może zapobiec poważnym konsekwencjom psychologicznym i społecznym dla Twojego dziecka. Doświadczenie nauczyło mnie jednak, że im starsze staje się dziecko, tym ważniejsza staje się jego zdolność słyszenia – zarówno dla niego samego, jak i dla Ciebie. Podczas podejmowania decyzji weź pod uwagę również słuch, rozwój i przyszłą funkcjonalność.

Bezpośrednia porada

Chcę mieć pewność, że rozumiesz błąd, który popełniają niektóre rodziny. Jeśli rodzice skupiają się wyłącznie na wyglądzie ucha i pomijają kwestię słuchu na wczesnym etapie życia dziecka, prawie zawsze później żałują tego, jak wpłynęło to na jego słuch. Mogę Cię zapewnić, że posiadanie tylko jednego sprawnego ucha ograniczy możliwości Twojego dziecka i wpłynie na to, kim może ono zostać w przyszłości. Najlepszym rozwiązaniem jest połączenie wyglądu i funkcjonalności w planie, który właśnie opracowujesz.

Wyniki badania słuchu po operacji

Oczekiwane wyniki leczenia można oszacować, porównując prawdopodobieństwo powodzenia zabiegu z wynikiem badania tomografii komputerowej. W przypadku atrezji przewodu słuchowego u dzieci, u których wynik badania tomografii komputerowej wynosi 5 lub więcej, u wysokiego odsetka (>95%) obserwuje się poprawę słuchu. Poprawa słuchu może być częściowa lub może nawet przywrócić słuch do normalnego zakresu. Należy pamiętać, że nawet najlepsze wyniki operacji naprawy atrezji nie przywracają słuchu do poziomu normalnego ucha, ale mogą się do niego zbliżyć. Po operacji mózg wykorzystuje dane z „nowego" ucha i integruje je z normalnym sygnałem pochodzącym z ucha nieobjętego wadą w przypadkach jednostronnego CAAM. W przypadkach obustronnego CAAM poziom słuchu często pozwala dzieciom zaprzestać korzystania z urządzeń takich jak opaska BAHA lub Ponto, umożliwiając im życie bez urządzeń.

Analiza naszych przypadków chirurgicznych dostarczyła następujących danych: pacjenci, którzy uzyskali wynik w skali CT wynoszący 8–10, mają największą szansę (80%) na osiągnięcie prawidłowego zakresu słuchu, definiowanego jako 0–30 dB na audiogramie. Innymi słowy, 8 na 10 pacjentów z wynikami w tym przedziale osiągnie słuch w normie. Pozostałych 2 na 10 pacjentów ma duże szanse na poprawę słuchu, ale słyszy na to ucho poza normalnym zakresem. Pacjenci z wynikiem 6 lub 7 również mają duże szanse (67%) na osiągnięcie celu 0–30 dB w zakresie słuchu. Należy ponownie zauważyć, że u pacjentów, którzy nie osiągają zakresu 0–30 dB, często wykonuje się drugą operację polegającą na naprawie kości ucha środkowego w celu podniesienia słuchu do normalnego zakresu. U naszych pacjentów druga operacja była konieczna w 6% przypadków (lub w 1 na 17 przypadków). Jeśli słuch nie osiąga poziomu 0–30 dB, mamy do dyspozycji inne metody zapewnienia słuchu w uchu, w tym zastosowanie aparatów słuchowych przewodzenia powietrznego, o których mowa wcześniej w tej książce.

Dzieci z wynikiem 5 mają nieco poniżej 50% szans na osiągnięcie pożądanego poziomu słuchu. Wyniki równe 4 lub niższe rzadko pozwalają na znaczną poprawę słuchu. Z tego powodu nie zalecamy operacji w przypadku wyników TK równych 4 lub mniej.

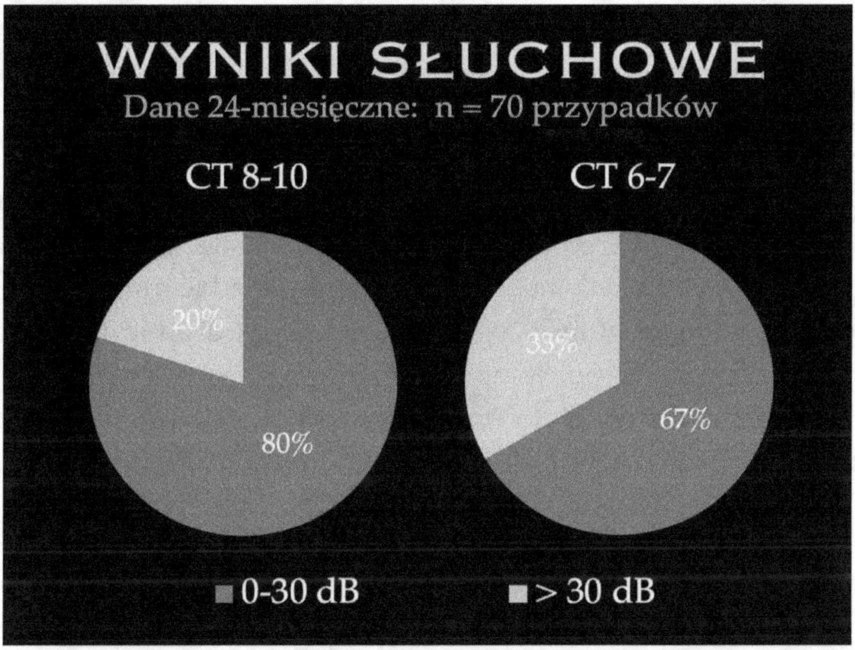

Wyniki audiologiczne w zależności od punktacji w skali Jahrsdoerfera w badaniu tomografii komputerowej. Ciemnoniebieskie wartości procentowe przedstawiają odsetek pacjentów w każdej kategorii, którzy po operacji przewodu słuchowego osiągnęli słuch w normalnym zakresie 0–30 dB. Jasnoniebieskie wartości procentowe reprezentują pacjentów, których słuch wykraczał poza zakres 0–30 dB. Niemniej jednak u prawie wszystkich pacjentów po operacji przewodu słuchowego nastąpiła ogólna poprawa słuchu.

Kwestie do rozważenia w przyszłości

Wierzę, że przyszłość rewolucji w dziedzinie korekcji mikrocji kształtuje się w jasnych barwach. Nowe techniki wykorzystujące biomateriały pozwalają na stworzenie ucha o bardziej realistycznej fakturze i kształcie przy użyciu tkanki pobranej od samego pacjenta. Na przykład: niektóre firmy pracują nad materiałem drukowanym w 3D. W ten sposób ucho można w pełni dostosować do indywidualnych potrzeb. Załóżmy na przykład, że Twoje dziecko ma jednostronne CAAM. Jego zrekonstruowane ucho można niemal idealnie dopasować do istniejącego ucha. A jeśli Twoje dziecko ma obustronne CAAM, być może jego uszy będą miały taki sam kształt jak Twoje!

Obecnie zarówno implanty z przeszczepu chrząstki żebrowej, jak i implanty z PPE są sztywne i nie uginają się. Gdyby udało się uzyskać materiał z własnej tkanki pacjenta i nadać mu większą elastyczność, ucho mogłoby wyglądać bardziej naturalnie, i – co ważne – byłoby bardziej odporne na urazy. Strategia ta pozwoliłaby również zmniejszyć odsetek przypadków odsłonięcia obserwowany w przypadku implantów z PPE, ponieważ materiał ten nie jest obcy dla organizmu i wykazuje się większą biokompatybilnością.

Przewiduję, że technika chirurgiczna wszczepiania implantów z PPE będzie nadal stosowana i w ciągu najbliższych 3–10 lat posłuży do wszczepiania nowszych, lepszych uszu zewnętrznych wykonanych z biomateriałów. Choć jest to ekscytujące, towarzyszą temu także inne kwestie. Jak długo należałoby analizować dane dotyczące pacjentów z tymi nowszymi implantami, zanim będziemy mogli założyć, że technika ta sprawdzi się w dłuższej perspektywie? Jakie są późne powikłania i jak wygląda sytuacja po 10, 20, a nawet 30 latach? Obecnie mamy ponad 50 lat doświadczenia z implantami z przeszczepów chrząstki żebrowej i ponad 20 lat z implantami PPE. Mimo to dobrze jest widzieć na horyzoncie nową i lepszą metodę.

Często słyszę też pytanie: „Czy możemy zrekonstruować przewód słuchowy naszego dziecka i poczekać na udoskonalenie technologii rekonstrukcji ucha zewnętrznego, a jeśli tak, to jak długo powinniśmy czekać?". Tak, jeśli przewód słuchowy zostanie utworzony, z rekonstrukcją ucha zewnętrznego można poczekać nawet kilka lat. Niektórzy pacjenci decydują się obecnie na wykonanie przewodu słuchowego wyłącznie u małych dzieci, aby zapewnić im korzyści płynące z rozwoju słuchu i mózgu w okresie krytycznym.

Planują oni obserwować szybko rozwijającą się technologię rekonstrukcji ucha zewnętrznego przed podjęciem decyzji o operacji mikrocji w przypadku CAAM.

Co więcej, obecnie dysponujemy wystarczającym doświadczeniem, aby stwierdzić, że wymiana implantów PPE nie jest zabiegiem szczególnie trudnym. Gdy implant PPE ulegnie uszkodzeniu, wymienia się go poprzez wykonanie pionowego nacięcia i rozwarcie otaczającej go kieszonki skórnej niczym muszli małża. Następnie wprowadza się nowy implant i zamyka skórę. Nacięcie goi się szybko i bez komplikacji niemal we wszystkich przypadkach. Nie widzę powodu, dla którego istniejący implant PPE nie mógłby zostać usunięty i zastąpiony w przyszłości nowym materiałem o dokładnie takich samych wymiarach, gdyby taki stał się dostępny.

Innym potencjalnym połączeniem technik może okazać się wszczepienie implantu z chrząstki żebrowej po pierwotnej operacji przewodu słuchowego, gdy operacja ta jest wykonywana jako pierwsza przy użyciu minimalnie inwazyjnej metody znanej jako mikroinwazyjna plastyka przewodu słuchowego. Technika ta ogranicza do minimum blizny wokół miejsca chirurgicznie utworzonego przewodu. Ponieważ skóra wokół przewodu słuchowego pozostaje nienaruszona, technika ta może umożliwić umieszczenie przeszczepu chrząstki żebrowej podczas późniejszej, drugiej operacji, co pozwala na rekonstrukcję przewodu przed zabiegiem wszczepienia chrząstki żebrowej.

Algorytm podejmowania decyzji dotyczących leczenia

Przedstawię Ci algorytm, który okazał się pomocny dla rodziców w zrozumieniu decyzji dotyczących leczenia CAAM. Ponieważ znasz już większość informacji zawartych w algorytmie, powinien on być dla Ciebie zrozumiały. Należy pamiętać, że w przypadku niektórych pacjentów konieczne są niewielkie odstępstwa od kolejności określonej w algorytmie, dlatego zawsze zaleca się opracowanie indywidualnego planu leczenia. Jeśli to rozumiesz, będziesz na dobrej drodze do zrozumienia decyzji i możliwości terapeutycznych związanych z CAAM!

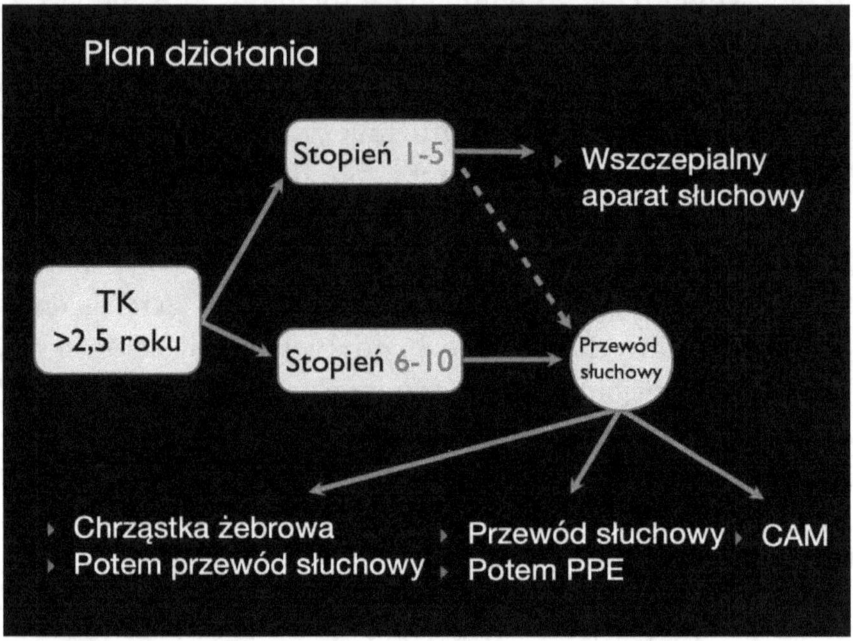

Przewodnik po możliwych planach leczenia w oparciu o wynik badania TK.

Szczególne schorzenia występujące u niektórych pacjentów z CAAM

Częściowy przewód słuchowy

Rozwój przewodu słuchowego rozpoczyna się w ciągu pierwszych kilku tygodni po poczęciu. Możliwe jest, że proces ten zatrzyma się, zanim zostanie w pełni zakończony. Najczęściej występującą nieprawidłowością jest całkowita atrezja (całkowity brak przewodu słuchowego). W niewielkim odsetku przypadków częściowe zakończenie rozwoju skutkuje jednak częściowym ukształtowaniem przewodu słuchowego.

Częściowe przewody słuchowe mogą mieć postać krótkiego przewodu widocznego z zewnątrz, który jednak nie sięga aż do błony bębenkowej, lub mogą występować częściowo głęboko w obrębie podstawy czaszki, nie tworząc ujścia na powierzchni skóry. Może nawet występować częściowa błona bębenkowa. Ogólnie rzecz biorąc, u tych pacjentów operacja może przynieść jedne z najlepszych wyników w zakresie słuchu. Zabieg chirurgiczny jest jednak trudniejszy niż w przypadku całkowitej atrezji. Chirurdzy muszą pracować wokół istniejącej skóry i innych tkanek, które należy zachować. Badania tomografii komputerowej są niezbędne do oceny rozwoju częściowego przewodu i zaplanowania odpowiedniego leczenia. Należy zauważyć, że u pacjentów z częściowym rozwojem przewodu częściej występują perlaki niż u pacjentów z całkowitą atrezją.

Perlak

W trakcie rozwoju przewodu słuchowego i ucha zewnętrznego w okresie prenatalnym może dojść do nieprawidłowości, w wyniku których powstaje torbiel z zagłębionej skóry, zwana perlakiem. Uwięziona tkanka tworzy guz w tkankach miękkich otaczających zniekształcone ucho lub głębiej w kości czaszki. Guz ten nie jest nowotworowy, ale może spowodować poważne uszkodzenia, jeśli nie zostanie usunięty. Z upływem czasu perlaki powiększają się i powodują erozję otaczających je kości. W miarę powiększania się te destrukcyjne zmiany mogą erodować struktury ucha, takie jak kości ucha środkowego i nerw twarzowy. Możliwe skutki to porażenie twarzy, niedosłuch w dotkniętym uchu lub poważne zaburzenia równowagi. W zaawansowanych przypadkach powiększająca się masa może erodować do jamy mózgowej i zagrażać życiu. U niektórych pacjentów perlaki ulegają zakażeniu i uszkadzają otaczające struktury. Na szczęście, stan ten występuje tylko w niewielkim odsetku przypadków. W ramach naszej oceny musimy jednak we wszystkich przypadkach wykluczyć obecność perlaka oraz zidentyfikować pacjentów, u których istnieje wysokie ryzyko jego rozwoju.

Nie wszystkie przypadki perlaka można rozpoznać na podstawie badania zewnętrznej wady rozwojowej ucha (mikrocji). W niektórych przypadkach może on występować bez żadnych zewnętrznych objawów. Należy również zauważyć, że u niektórych pacjentów perlak może pozostać niewykryty (do momentu wystąpienia powikłań), jeśli operacja ucha zewnętrznego zostanie przeprowadzona bez uprzedniej oceny tomografii komputerowej pod kątem obecności guza. Z tego powodu tomografia komputerowa stanowi istotny element oceny pacjentów z atrezją i mikrocją.

Dlatego też wszyscy pacjenci z CAAM powinni przejść badanie tomografii komputerowej przed poddaniem się jakiemukolwiek zabiegowi korekcji mikrocji lub atrezji.

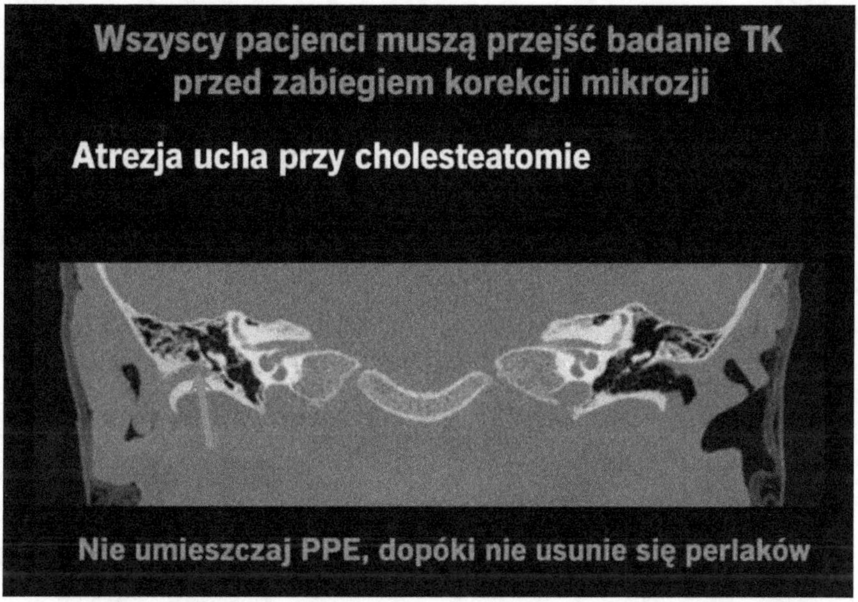

Tomografia komputerowa pacjenta z perlakiem po prawej stronie (wskazanym czerwoną strzałką). Jeśli perlaki są obecne, należy *je usunąć przed wykonaniem jakiegokolwiek zabiegu chirurgicznego ucha!*

W niektórych przypadkach małych przewodów słuchowych utworzenie ucha zewnętrznego może zwiększyć ryzyko rozwoju perlaka z częściowo uformowanego przewodu słuchowego. Decyzję tę musi podjąć doświadczony otolog, a nie chirurg plastyczny. W innych przypadkach wąskich przewodów słuchowych można przeprowadzić operację rekonstrukcyjną przy niskim ryzyku rozwoju perlaka.

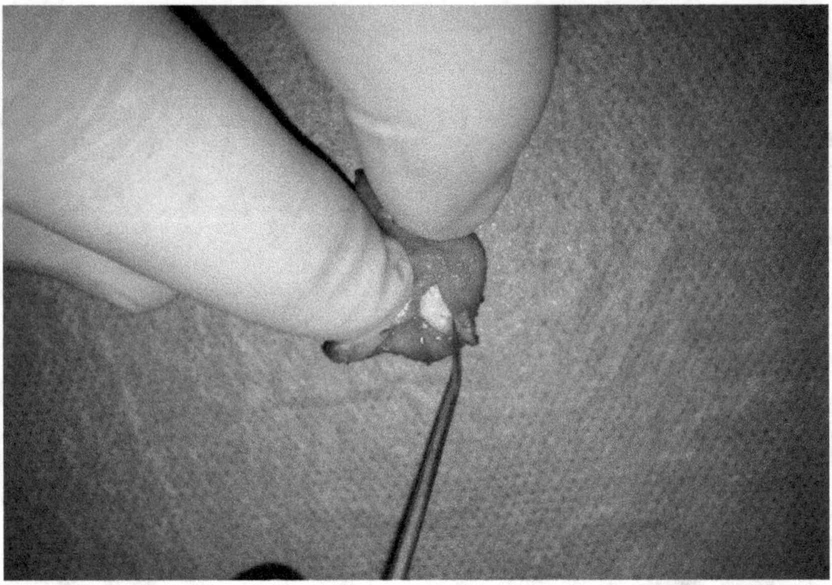

Perlak po usunięciu na sali operacyjnej. Zwróć uwagę na widoczną skórną wyściółkę guza.

Nalegaj na wykonanie tomografii komputerowej u Twojego dziecka! Niektórzy z najbardziej doświadczonych na świecie chirurgów zajmujących się rekonstrukcją ucha zewnętrznego regularnie łamią tę zasadę i przeprowadzają zabiegi rekonstrukcyjne bez uprzedniego sprawdzenia, czy nie występują te rzadkie nowotwory. Nawet chirurdzy, z którymi najściślej współpracuję, popełniali ten błąd. Powtarzam: jeśli usłyszysz, że samo badanie wzrokowe wystarczy, aby upewnić się, że nie ma perlaka, masz do czynienia z chirurgiem, który nie jest w pełni świadomy istnienia tego typu zmian i ich konsekwencji.

Co roku kierowani są do mnie pacjenci, którzy nigdy nie mieli wykonanego badania TK, a mimo to mieli rozwijające się perlaki powodujące poważne powikłania. Oprócz zagrożenia dla funkcjonowania ucha i życia, obecność niewykrytego perlaka pod rekonstrukcją mikrocji (za pomocą przeszczepu chrząstki żebrowej lub implantu PPE) może prowadzić do utraty ucha zewnętrznego. Ponieważ chirurdzy plastyczni nigdy nie interpretują tomografii komputerowej w przypadku CAAM, przed każdym zabiegiem chirurgicznym, nawet jeśli nie planuje się operacji przewodu słuchowego, wykwalifikowany otolog musi przejrzeć tomografię komputerową każdego pacjenta. Zdecydowanie sugeruję, aby tomografię komputerową Twojego dziecka przejrzał otolog, który wie, jak rozpoznać te wrodzone guzy. Nawet radiolodzy, którzy specjalizują się w interpretacji zdjęć rentgenowskich i tomografii komputerowej, rzadko wiedzą o istnieniu tych guzów i często je przeoczają podczas przeglądania tomografii pacjentów z CAAM.

Podczas rekonstrukcji ucha zewnętrznego łatwo przeoczyć obecność perlaka. Spotkałem się z tym powikłaniem u niektórych z najlepszych na świecie chirurgów plastycznych specjalizujących się w CAAM, którzy albo nie rozumieją tej jednostki chorobowej, albo czasami decydują się ją zignorować. Otrzymywałem również telefony bezpośrednio z sal operacyjnych od wielu innych chirurgów, którzy podczas operacji odkryli ten nieoczekiwany twór i nie wiedzieli, jak sobie z nim poradzić. Jeśli podczas operacji korekcji mikrocji wykryta zostanie nieoczekiwana zmiana, należy przerwać ją i poprosić o pomoc doświadczonego otologa, który usunie perlaka przed kontynuowaniem zabiegu. Ponieważ doświadczony otolog zazwyczaj nie jest dostępny od ręki, aby udać się na salę operacyjną, zazwyczaj konieczna jest oddzielna, późniejsza operacja usunięcia perlaka, a następnie trzecia operacja w celu zakończenia pierwszego etapu korekcji mikrocji.

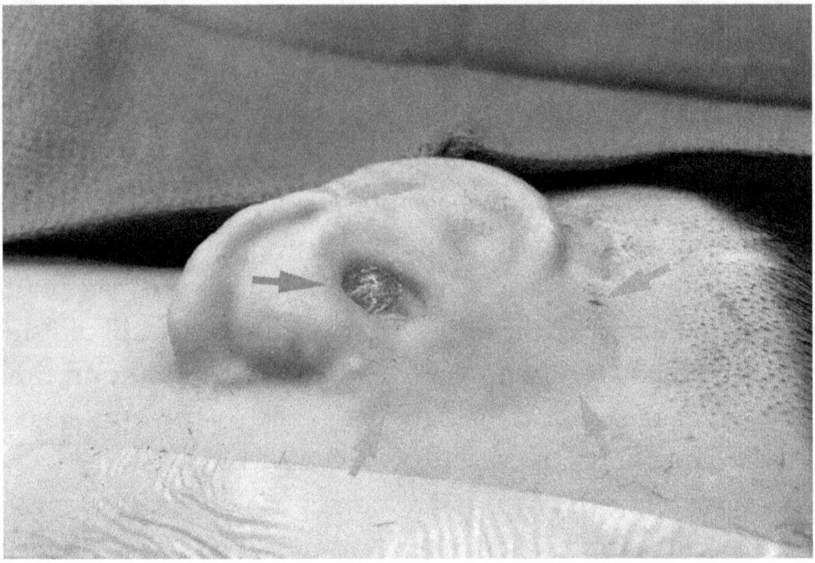

Chirurg wraz z rodziną, którzy zignorowali zalecenia dotyczące usunięcia perlaka, zdecydowali się na wszczepienie implantu PPE w miejscu rozpoznanej perlakowatości. Trzy lata później guz rozrósł się pod implantem, zagrażając życiu dziecka i wymagając usunięcia implantu PPE.

Aby zapewnić bezpieczeństwo dziecka, perlaki należy usunąć całkowicie. Nawet pojedyncza komórka tkanki pozostała w tkankach lub kościach podstawy czaszki odrośnie i spowoduje ponowne powstanie guza. Otolodzy korzystają z mikroskopów operacyjnych podczas mikrochirurgii ucha w celu usunięcia perlaków. Guz często rozprzestrzenia się głęboko w kości lub strukturach szyi, czyli w obszary, których chirurdzy zajmujący się uchem zewnętrznym nie operują regularnie. Z tego powodu nigdy nie należy ich usuwać bez udziału otologa zaznajomionego z tymi strukturami i należy to robić wyłącznie pod mikroskopem operacyjnym. Chirurdzy plastyczni nie używają mikroskopów do naprawy mikrocji i nie znają technik mikrochirurgicznych. Nie powinni oni podejmować się usuwania perlaków. Podobnie jak w przypadku wielu zabiegów chirurgicznych, największą szansą na skuteczne i trwałe wyleczenie tej groźnej wady jest prawidłowe wykonanie pierwszej operacji.

W przypadkach, gdy utworzenie przewodu słuchowego nie jest możliwe lub nie jest wskazane, przed przeprowadzeniem rekonstrukcji mikrocji NALEŻY usunąć perlaka. Perlak jest jednym z nielicznych schorzeń związanych z CAAM, które mogą stanowić zagrożenie dla życia dziecka. Schorzenie to należy zdiagnozować przed podjęciem jakiegokolwiek zabiegu chirurgicznego.

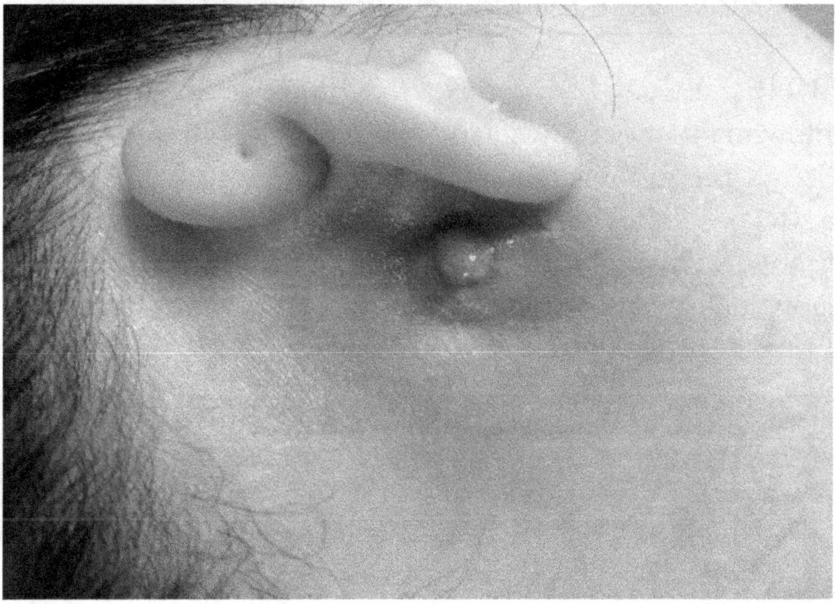

Perlak przewodu słuchowego, który uległ zakażeniu i przebił skórę nad wyrostkiem sutkowym. Konieczna była operacja i antybiotyki, aby usunąć go i powstrzymać infekcję.

Staw kowadełkowo-strzemiączkowy o charakterze włóknistym

Około 2005 roku zacząłem korzystać z nowej technologii, która pozwalała mi oglądać ucho środkowe pacjentów bezpośrednio na sali operacyjnej. Podczas wszystkich operacji związanych z CAAM zawsze korzystamy z potężnego mikroskopu chirurgicznego. Ta technologia – niewielka kamera i sprzęt do nagrywania – pozwoliła mi dostrzec rzeczy, których w innym przypadku nie byłbym w stanie zobaczyć.

Odkryliśmy coś interesującego, o czym chirurdzy nie wiedzieli przez wiele lat: u znacznej liczby pacjentów (26,7%) staw między drugą a trzecią kosteczką ucha środkowego był nieprawidłowo ukształtowany.

Był to pierwszy przypadek, kiedy ta wada rozwojowa została odnotowana u pacjentów z CAAM i opublikowana – sytuacja ta mogła być przyczyną słabych i niewyjaśnionych wyników słuchu, jakie stwierdziliśmy u niektórych pacjentów. Artykuł medyczny, który stworzyliśmy przy pomocy jednego z naszych znakomitych kolegów lekarzy, opisujący to odkrycie, został opublikowany w 2014 roku.[xi]

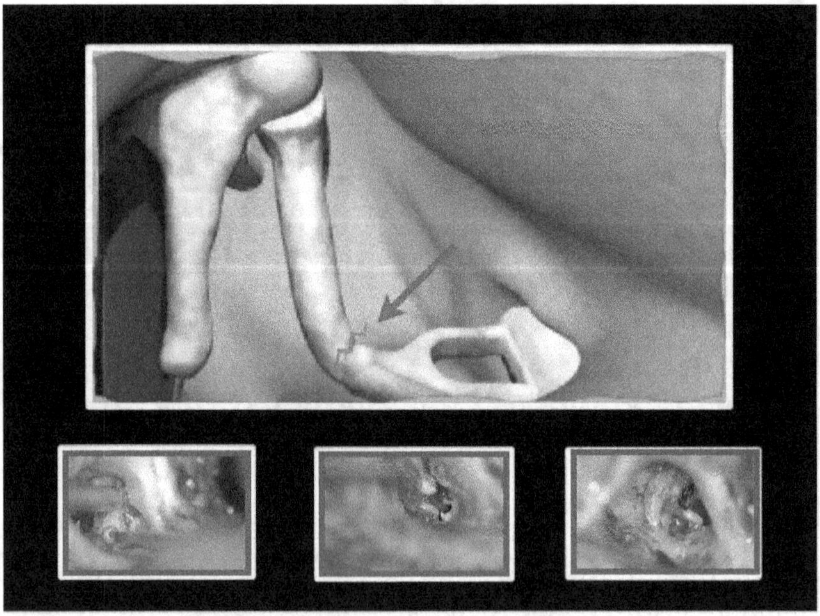

Kości ucha środkowego z często dotkniętym obszarem zrostu włóknistego.

Czy możemy poprawić ten stan?

Postanowiliśmy sprawdzić, czy uda nam się poprawić wyniki operacji tego schorzenia. Był to znaczący krok naprzód w zrozumieniu tej nieprawidłowości występującej w kościach ucha środkowego u znacznej liczby pacjentów. Jako pierwsi odkryliśmy ten problem, a dzięki naszym ustaleniom osiągnęliśmy znaczący postęp w określeniu przyczyny słabych wyników leczenia słuchu u 27% naszych pacjentów! Przez lata chirurdzy nie wiedzieli o tej anomalii anatomicznej i w rezultacie nie byli w stanie prawidłowo zidentyfikować przyczyny nieoptymalnych wyników leczenia u pacjentów dotkniętych tym schorzeniem. Okazuje się, że schorzenie to było główną przyczyną w wielu przypadkach, gdy słuch pacjentów z CAAM nie poprawiał się odpowiednio pomimo udanej operacji.

Poniżej znajdują się zdjęcia z jednej z operacji, podczas której stwierdziliśmy tę nieprawidłowość.

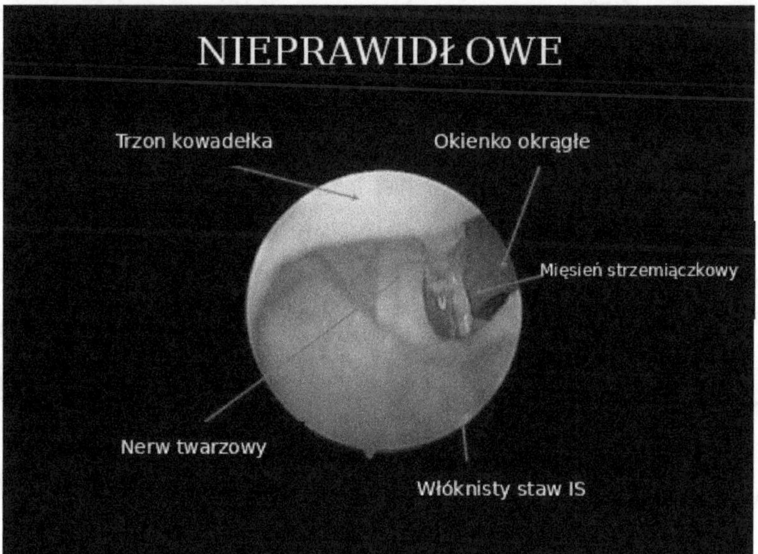

Nieprawidłowe włókniste połączenie między kowadełkiem a strzemiączkiem pod mikroskopem.

Zazwyczaj staw między kowadełkiem (drugą kością ucha środkowego) a strzemiączkiem (trzecią kością ucha środkowego) ma mniej niż 1 mm i jest najmniejszym stawem w organizmie. Ponieważ w stawie tym kość styka się z kością, a pomiędzy nimi znajduje się najmniejszy staw w organizmie, wszelkie drgania dźwiękowe z błony bębenkowej przenoszą się do pierwszej kości ucha środkowego (zwanej młoteczkiem), a następnie do kowadełka i strzemiączka, aby w końcu dotrzeć do ucha wewnętrznego. W tym przykładzie połączenie między kowadełkiem a strzemiączkiem nie jest połączeniem kość-kość, ale składa się z krótkiego fragmentu tkanki bliznowatej. Zamiast zwykle występującego mocnego połączenia, tkanka ta jest elastyczna, a znaczna część energii jest tracona podczas drgań. Oznacza to, że fale dźwiękowe przewodzone przez łańcuch kosteczek słuchowych ulegają stłumieniu w tym punkcie połączenia.

Aby ustalić, czy przed operacją można było dostrzec to połączenie na tomografii komputerowej, przejrzeliśmy setki zdjęć z naszej cyfrowej bazy danych. Okazało się, że na podstawie samego obrazu tomografii komputerowej nie da się mieć stuprocentowej pewności co do stanu połączenia IS. Chociaż tomografia komputerowa jest złotym standardem w ocenie struktur kostnych ucha środkowego, w rzeczywistości staw ten ma zaledwie kilka milimetrów i jest zbyt mały, aby na podstawie samego obrazu tomografii komputerowej można było z całą pewnością stwierdzić, czy tkanka jest prawidłowa, czy nie. Z tego powodu stan stawu kowadełkowo-strzemiączkowego możemy stwierdzić dopiero na sali operacyjnej.

Jak to naprawić?

Utrata energii powoduje utratę słuchu. Aby osiągnąć optymalny poziom słyszenia, konieczne jest lepsze połączenie między kosteczkami ucha środkowego. W celu rozwiązania tego problemu opracowałem kilka protez tytanowych, które pozwalają nam „wypełnić lukę" i poprawić wyniki słyszenia u pacjentów z nieprawidłowymi połączeniami między kosteczkami ucha środkowego. Poniżej możesz zobaczyć niektóre z protez, które mają zaledwie 1–3 mm. Są one obecnie stosowane do rekonstrukcji połączenia w stawie kowadełkowo-strzemiączkowym. Ponieważ kości ucha środkowego są w pełni rozwinięte już w momencie urodzenia, proteza nie musi być wymieniana w miarę wzrostu dziecka. Służy one przez całe życie.

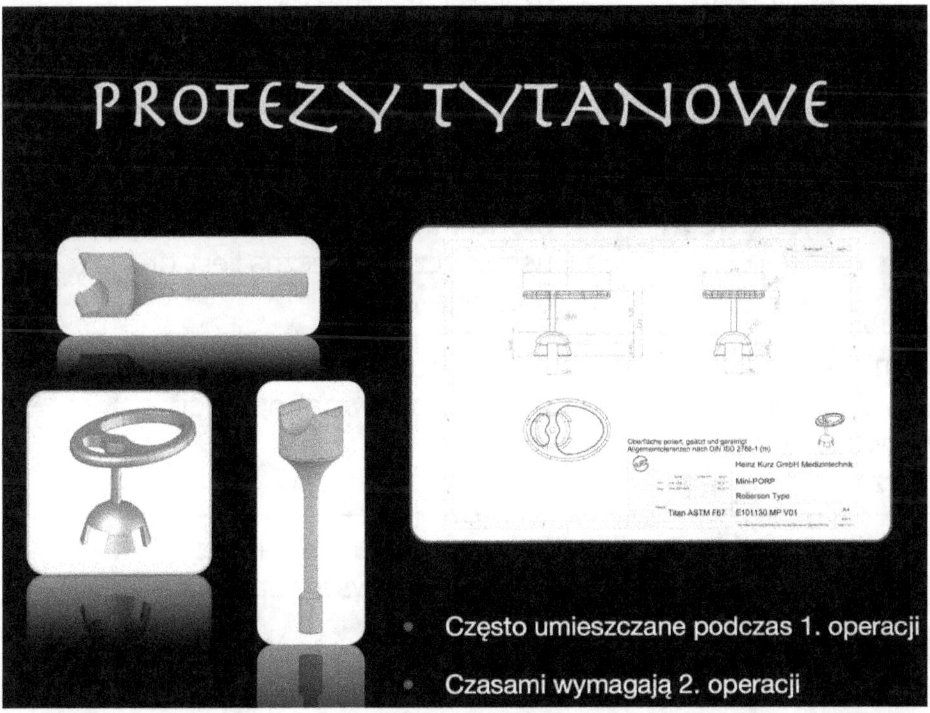

Różnorodne, dostosowane do indywidualnych potrzeb protezy służące do rekonstrukcji kości ucha środkowego.

Aby ustalić, czy konieczne jest leczenie wszystkich przypadków włóknistego zrostu kosteczek słuchowych, niezależnie od stopnia zaawansowania, przeprowadziliśmy badanie mające na celu ocenę stanu tego połączenia oraz wyników audiologicznych. Dane te miały nam pomóc w ustaleniu, kiedy należy stosować nowe protezy, a kiedy pozostawić staw w stanie niezmienionym. Zauważyliśmy, że u niektórych pacjentów wyniki badań słuchu były dobre pomimo włóknistego zrostu kosteczek słuchowych, podczas gdy u innych wyniki słuchu po operacji nie były tak dobre. Dzięki zaawansowanej analizie statystycznej wyników rekonstrukcji u naszych pacjentów opracowaliśmy następujące wytyczne:

Prawidowy staw kowadełkowo-strzemiączkowy	Brak rekonstrukcji
Łagodne zwłóknienie stawu kowadełkowo-strzemiączkowego	Brak rekonstrukcji; należy poczekać na wynik badania słuchu od cztery do pięciu miesięcy po operacji, aby ustalić, czy konieczna jest druga operacja
Umiarkowane zwłóknienie stawu kowadełkowo-strzemiączkowego	Rekonstrukcja za pomocą protezy podczas pierwszej operacji
Ciężki stopień zwłóknienia stawu kowadełkowo-strzemiączkowego	Rekonstrukcja za pomocą protezy podczas pierwszej operacji

U pacjentów z łagodną włóknistą zmianą w stawie kowadełkowo-strzemiączkowym znaczna część pacjentów odzyskuje odpowiedni poziom słuchu po operacji. Inni pacjenci odczuwają poprawę słuchu, która jednak nie jest maksymalna, i wymagają kolejnej operacji w celu naprawy kości ucha środkowego poprzez wszczepienie protezy tytanowej. Dotyczy to 6% pacjentów Global Hearing Institute. Operacja rewizyjna w tych przypadkach odbywa się przez nowo utworzony przewód słuchowy, gdzie podnosi się błonę bębenkową i wykonuje się naprawę protezą. Gojenie przebiega znacznie szybciej niż po pierwszej operacji. Badania mające na celu określenie, kiedy należy zrekonstruować staw podczas pierwszej operacji, pozwalają wielu pacjentom uniknąć konieczności poddania się drugiej operacji.

Wyniki słuchu uzyskane dzięki protezom mogą być znakomite i dorównywać wynikom osiąganym przy użyciu naturalnych kości ucha środkowego. W rzeczywistości jedne z najlepszych wyników słuchu osiągamy właśnie dzięki rekonstrukcji kości ucha środkowego. Implanty kości ucha środkowego są zaprojektowane tak, aby służyły przez całe życie, jednak czasami może dojść do ich przemieszczenia, co wymaga operacji rewizyjnej w celu ich wymiany i przywrócenia poprzedniego poziomu słuchu.

Podsumowanie nieprawidłowości włóknistego stawu kowadełkowo-strzemiączkowego

Oto podsumowanie naszej wiedzy na temat nieprawidłowości w stawie kowadełkowo-strzemiączkowym:

Nieprawidłowości w stawie kowadełkowo-strzemiączkowym mogą być przyczyną upośledzenia słuchu u znacznej części pacjentów, nawet po udanych operacjach przewodu słuchowego i błony bębenkowej, a łatwo je przeoczyć.

Dzięki indywidualnie zaprojektowanym tytanowym implantom ucha środkowego można przywrócić jego budowę i poprawić słuch.

Tomografia komputerowa wykonana przed operacją może czasami ujawnić stan stawu kowadełkowo-strzemiączkowego. Zazwyczaj jednak ten niewielki obszar można zobaczyć ze 100% pewnością dopiero na sali operacyjnej przy użyciu specjalistycznego sprzętu.

Umiarkowane i ciężkie włókniste nieprawidłowości stawu kowadełkowo-strzemiączkowego są korygowane podczas pierwszej operacji, ponieważ jeśli problem nie zostanie rozwiązany, utrzyma się znaczny niedosłuch.

W niewielkim odsetku przypadków łagodnej włóknistej zwapnienia stawu kowadełkowo-strzemiączkowego konieczna będzie druga operacja, aby osiągnąć maksymalną poprawę słuchu. W większości tych przypadków już po pierwszej operacji uzyskuje się jednak wystarczającą poprawę słuchu i nie ma potrzeby wykonywania dodatkowego zabiegu.

Mikrosomia połowicza twarzy (HFM) i asymetria twarzy

U wielu pacjentów strona twarzy dotknięta CAAM będzie mniej rozwinięta niż strona przeciwna, która jest prawidłowa. W przypadku obustronnego CAAM obie strony twarzy mogą być niedorozwinięte. Dotknięte wadą struktury to tkanki miękkie policzka i twarzy, szczęka oraz struktura kostna środkowej części twarzy zwana szczęką górną.

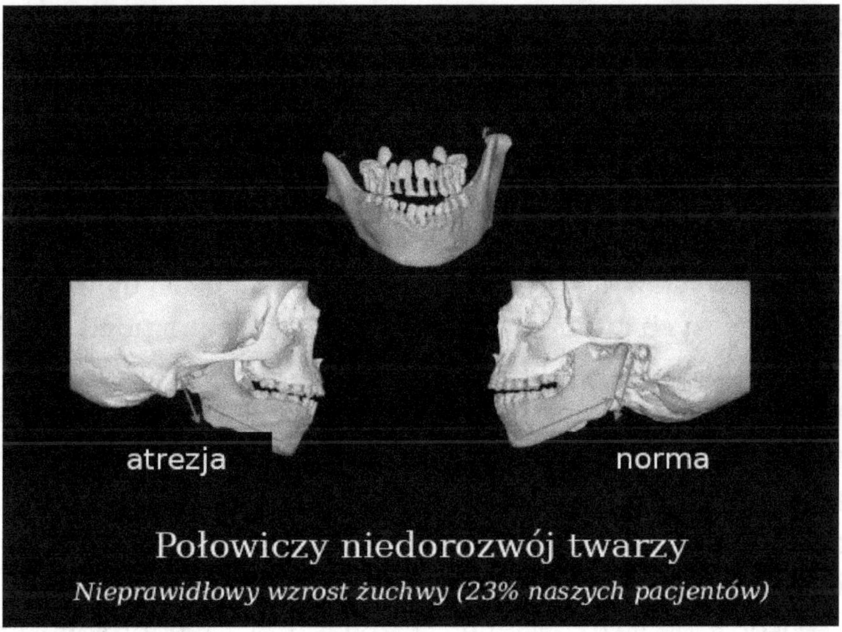

Mikrosomia połowicza twarzy, czyli asymetria struktur kostnych i tkanek miękkich twarzy, jest czasami związana z CAAM.

W większości przypadków różnica w stosunku do strony zdrowej jest niewielka. W ciężkich przypadkach może występować wyraźny niedorozwój strony dotkniętej schorzeniem. Litera „M" oraz druga litera „A" w systemie klasyfikacji HEAR MAPS wskazują na stopień nasilenia nieprawidłowości.

23% osób ocenionych przez nasz zespół pod kątem CAAM ma asymetrię twarzy. Nie wszystkie z nich wymagają leczenia.

Poważną asymetrię można zaklasyfikować jako mikrosomię połowiczną twarzy (HFM). Co więcej, pewien konkretny zespół – zespół Goldenhara – może objawiać się jako HFM, ale może również wiązać się z wadami rozwojowymi nerek, tarczycy, płuc, a czasami kręgosłupa. Ani HFM, ani zespół Goldenhara nie wiążą się z niepełnosprawnością intelektualną. Dostępne są badania genetyczne pozwalające na rozpoznanie zespołu Goldenhara.

Szczęka, środkowa część twarzy oraz tkanki miękkie twarzy rozwijają się w ciągu pierwszych 10–12 lat życia, przy czym większość tego rozwoju ma miejsce w ciągu pierwszych 6 lat. U pacjentów urodzonych z łagodną asymetrią stopień tej asymetrii może w ciągu pierwszych kilku lat życia ulec poprawie lub pogorszeniu. U pacjentów urodzonych bez asymetrii rzadko rozwija się znacząca asymetria i nigdy nie dochodzi do poważnej asymetrii ani problemów ze szczęką. Innymi słowy, dzieci rodzą się z tą nieprawidłowością lub bez niej, a w niektórych przypadkach może ona pogłębiać się wraz z rozwojem w okresie dzieciństwa. W innych przypadkach może się z czasem poprawiać.

U osób z poważną asymetrią, zwłaszcza z niedorozwojem żuchwy, może dochodzić do zwężenia przestrzeni gardłowej, przez którą powietrze przedostaje się do płuc podczas snu. Każdy przypadek chrapania u dziecka jest nieprawidłowy i można wykonać badanie w celu ustalenia, czy u tych pacjentów występuje obturacyjny bezdech senny spowodowany zwężeniem dróg oddechowych. Badanie to nazywa się badaniem snu (lub polisomnogramem) i przeprowadza się je w nocy. Urządzenia monitorujące obserwują drożność dróg oddechowych dziecka podczas snu.

Zabiegi chirurgiczne mogą zmienić budowę kości szczękowej i twarzy w celu skorygowania nieprawidłowości, przywracając prawidłowe lub niemal prawidłowe funkcjonowanie i wygląd. Zabiegi te wykonują chirurdzy czaszkowo-twarzowi.

Członek zespołu Global Hearing wynalazł urządzenie, które wydłuża szczękę u niektórych pacjentów.

Zazwyczaj operację w przypadku HFM odkłada się do okresu dojrzewania, jednak w ciężkich przypadkach konieczna może być wcześniejsza interwencja chirurgiczna. W przypadku umiarkowanej lub znacznej asymetrii wskazana może być konsultacja z chirurgiem czaszkowo-twarzowym. Jeśli zdecydujesz się na konsultację z naszym zespołem, doradzimy Ci najlepszy sposób postępowania. Wczesną operację *należy* skoordynować z zabiegiem chirurgicznym ucha, aby nie uszkodzić tkanek i naczyń krwionośnych niezbędnych do rekonstrukcji przewodu słuchowego i ucha.

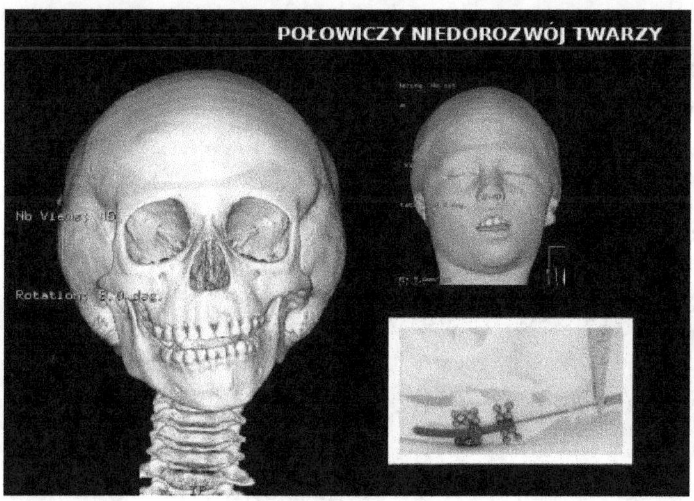

Tomografia komputerowa i obraz rekonstrukcyjny z uwidocznionymi tkankami miękkimi, pokazujący niedorozwój żuchwy i tkanek miękkich w przypadku mikrosomii

połowiczej twarzy. Urządzenie w prawym dolnym rogu zostało tymczasowo wszczepione chirurgicznie w celu wydłużenia żuchwy.

U pacjentów z niewielką asymetrią, u których nie ma potrzeby zmiany budowy kości szczękowej ani rysów twarzy, prosty zabieg może sprawić, że twarz będzie wyglądała na bardziej symetryczną. Dzięki liposukcji tłuszcz można pobrać z brzucha poprzez niewielkie nacięcie w okolicy pępka. Tłuszcz ten jest następnie wstrzykiwany do tkanek miękkich po słabiej rozwiniętej stronie twarzy. W razie potrzeby przeszczep tłuszczu można wykonać więcej niż raz. W niektórych przypadkach operację wydłużenia kości żuchwy/twarzy można wykonać w połączeniu z przeszczepem tłuszczu.

Infekcje ucha

Infekcje ucha środkowego znane są w medycynie pod nazwą zapalenia ucha środkowego (OM). W przypadku tego schorzenia w uchu środkowym gromadzi się płyn, często w następstwie przeziębienia lub infekcji wirusowej. Płyn ulega zakażeniu, a do płynu przedostają się białe krwinki, aby zwalczać infekcję. W zdrowym uchu wzrost objętości płynu powoduje wzrost ciśnienia w uchu środkowym i ucisk na błonę bębenkową, co powoduje dość silny ból. Większość rodziców ma do czynienia z infekcjami ucha u dzieci, ponieważ są one powszechne.

W przypadku wystąpienia infekcji i nagromadzenia płynu dochodzi do przejściowego pogorszenia słuchu, ponieważ błona bębenkowa nie reaguje na dźwięki tak dobrze jak zwykle. Zazwyczaj płyn zaczyna ustępować w ciągu kilku dni od rozpoczęcia kuracji antybiotykowej, a słuch ulega poprawie. W niektórych przypadkach płyn pozostaje w uchu, a słuch pozostaje osłabiony.

Prawie każde dziecko miewa zapalenie ucha środkowego. Częstotliwość występowania tej wady można zmniejszyć, dbając o terminowe szczepienia, unikając palenia w obecności dziecka oraz ograniczając przeziębienia (co jednak nie jest łatwe). Staramy się szybko leczyć wszelkie infekcje ucha, aby jak najszybciej przywrócić normalny słuch w zdrowym uchu.

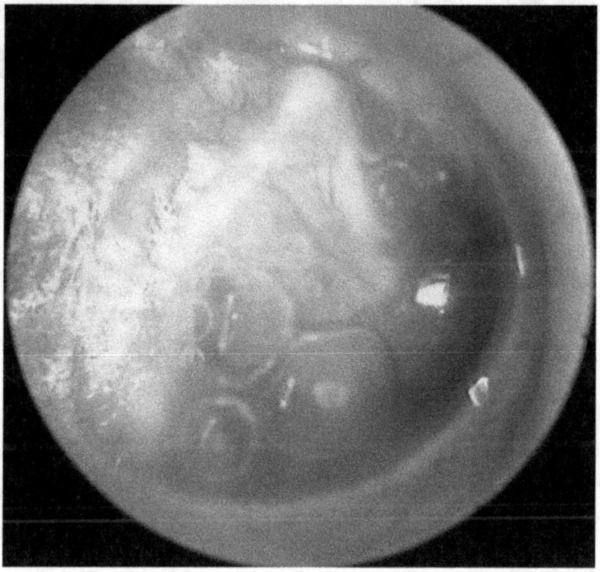

Łagodne zapalenie ucha z płynem i pęcherzykami w uchu środkowym za błoną bębenkową.

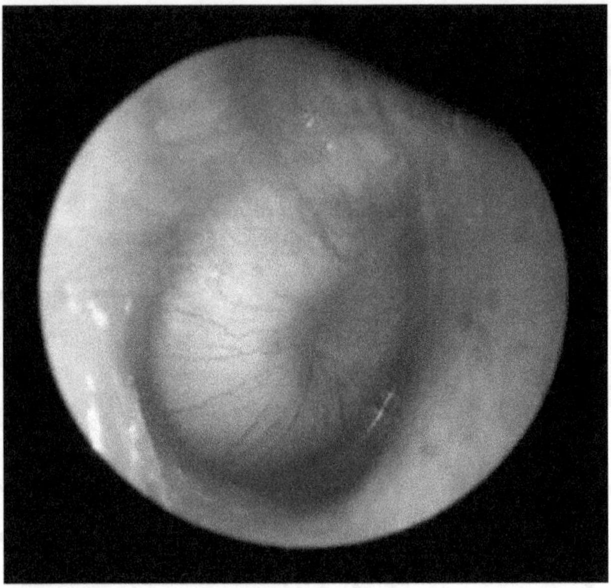

Ostre zapalenie ucha z nagromadzeniem ropy za błoną bębenkową, która jest wybrzuszona na zewnątrz.

W przypadku uszu, w których płyn utrzymuje się dłużej niż dwa miesiące lub jeśli infekcje pojawiają się częściej niż trzy razy w ciągu roku, zalecamy założenie rurki tympanostomijnej (zwanej również „grommetem" lub „drenem wentylacyjnym"). Sprzyja ona usuwaniu płynu z ucha środkowego i gojeniu się tego obszaru, a także może znacznie zmniejszyć ryzyko wystąpienia infekcji ucha w przyszłości. Ryzyko związane z tym zabiegiem chirurgicznym jest niewielkie. Tylko u 1% pacjentów po naturalnym wypadnięciu rurki po sześciu do dziewięciu miesiącach pozostaje otwór w błonie bębenkowej. Otwór ten można łatwo naprawić.

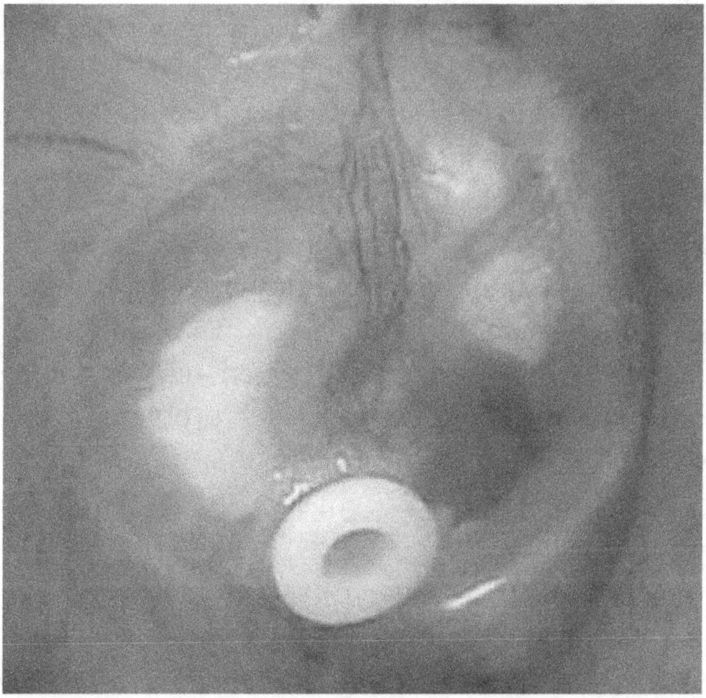

Ucho z założoną rurką tympanostomijną. Białe, mętne obszary to blizny na błonie bębenkowej, pozostałe po wcześniejszych infekcjach. Blizny te zazwyczaj nie mają negatywnego wpływu na słuch.

Wstawienie rurek tympanostomijnych do ucha jest najczęściej wykonywanym zabiegiem u dzieci w Stanach Zjednoczonych i może go przeprowadzić praktycznie każdy lekarz laryngolog lub laryngolog dziecięcy (zwany również otorinolaryngologiem). Zabieg ten trwa mniej niż 10 minut i odbywa się w znieczuleniu miejscowym, dzięki czemu dziecko pozostaje spokojne, a lekarz może bezpiecznie go przeprowadzić.

U dzieci z nawracającym zapaleniem ucha środkowego należy sprawdzić, czy nie występuje powiększenie migdałków podniebiennych i/lub migdałka gardłowego. Struktury te mogą być siedliskiem przewlekłych infekcji lub, jeśli są wystarczająco powiększone, mogą utrudniać drożność trąbek Eustachiusza. Trąbki Eustachiusza zapewniają dopływ powietrza do ucha środkowego. Jeśli kiedykolwiek zdarzyło Ci się zatkać nos i „przebić" uszy, miałeś lub miałaś do czynienia właśnie z trąbką Eustachiusza.

Zablokowanie trąbki Eustachiusza może prowadzić do przewlekłego gromadzenia się płynu i/lub infekcji ucha środkowego. Jeśli struktury te wykazują nieprawidłowości, przed operacją przewodu CAAM wskazane jest chirurgiczne usunięcie migdałków podniebiennych i migdałków gardłowych. Jeśli po zabiegu CAAM urosną one do rozmiarów powodujących problemy – co zdarza się rzadko – można je wówczas również usunąć. Zazwyczaj zabieg ten wykonuje laryngolog w pobliżu miejsca zamieszkania pacjenta.

Być może zastanawiasz się, czy zapalenie ucha środkowego (OM) może dotknąć ucho (lub uszy) dotknięte zespołem CAAM. Tak, może. Lekarz może zajrzeć do zdrowego ucha i obejrzeć błonę bębenkową. Widząc płyn za błoną bębenkową i/lub objawy infekcji oraz zaczerwienienie, możemy postawić diagnozę zapalenia ucha środkowego. W uchu dotkniętym CAAM nie ma przewodu słuchowego ani błony bębenkowej, które dałoby się zbadać. Chociaż tomografia komputerowa może wykazać obecność płynu w uchu środkowym, nie wykonujemy tomografii komputerowej w celu zdiagnozowania zapalenia ucha środkowego w uszach dotkniętych CAAM. Jeśli Twoje dziecko cierpi na CAAM i ma gorączkę, a pediatra nie może znaleźć żadnej innej przyczyny gorączki, należy założyć obecność zapalenia ucha środkowego i leczyć je antybiotykami doustnymi.

Co miesiąc otrzymujemy e-maile z informacją, że u pacjenta wiele miesięcy po operacji wystąpiło zakażenie w zrekonstruowanym uchu dotkniętym zespołem CAAM. Zazwyczaj jest to zakażenie zewnętrznego przewodu słuchowego, obejmujące skórę samego przewodu – tzw. zapalenie ucha zewnętrznego (OE) – ale może to być również zapalenie błony bębenkowej (OM). Częstotliwość występowania zapalenia błony bębenkowej wydaje się być taka sama w przypadku zrekonstruowanych uszu dotkniętych zespołem CAAM, jak u zdrowych dzieci, a leczenie przebiega identycznie. Jeśli w zrekonstruowanym uchu z CAAM występuje infekcja, należy poprosić lokalnego lekarza o zbadanie ucha w celu ustalenia, czy dotyczy ona przewodu słuchowego (OE), czy ucha środkowego (OM). W przypadku OE zarazki atakują skórę umieszczoną w przewodzie słuchowym, powodując wydzielinę z przewodu słuchowego. Prawie zawsze dzieje się tak, gdy ucho nie zostało wystarczająco oczyszczone. Jeśli gromadzą się naturalne zanieczyszczenia wytwarzane przez przeszczep skóry, zarazki mogą się rozwijać. Dzięki usunięciu nadmiaru zanieczyszczeń i zastosowaniu kropli z antybiotykiem infekcja prawie zawsze zostaje wyeliminowana. W przypadku OM do leczenia infekcji wskazane są antybiotyki doustne. Czasami może być konieczne stosowanie zarówno antybiotyków doustnych, jak i kropli antybiotykowych.

Ubytek słuchu w przypadku jednostronnego CAAM

Wstępne badanie słuchu lub audiogram wykonane przez audiologa powinno obejmować obydwa uszy. Jeśli „zdrowe" ucho w przypadku jednostronnego CAAM wykazuje niedosłuch (co zdarza się w 23% przypadków w naszej światowej bazie danych), ważne jest ustalenie przyczyny i, jeśli to możliwe, szybkie jej usunięcie.

Nawet niewielki niedosłuch wpływa na rozwój mowy w pierwszych trzech latach życia, a skutki tego mogą być trwałe. Jeśli Twoje dziecko cierpi na jednostronne CAAM, w znacznym stopniu polega na zdrowym uchu, aby słyszeć i rozwijać mowę, dopóki słuch w uchu dotkniętym CAAM nie zostanie przywrócony do standardowego poziomu. Jeśli ten dodatkowy niedosłuch występuje w uchu, które nie jest dotknięte CAAM, może zaistnieć konieczność zastosowania dodatkowego leczenia, aby uniknąć poważnego opóźnienia w rozwoju mowy i języka. Konsultacja z zespołem powinna skupiać się na szybkim przywróceniu słuchu w „zdrowym" uchu do normy i utrzymaniu go na tym poziomie przez jak najwięcej dni w roku.

Obustronne CAAM

10% pacjentów na całym świecie cierpi na obustronne CAAM. Dzieci te wymagają aparatów słuchowych przewodzenia kostnego na opasce na głowę, aby jak najwcześniej zacząć słyszeć. Na całym świecie dostępnych jest kilka rodzajów takich urządzeń. Nie wszystkie z nich są dobrej jakości ani nie zapewniają odpowiedniego rozwoju słuchu i mowy. Global Hearing dopasowuje aparaty do dzieci w ciągu kilku tygodni od urodzenia. Dzięki stymulacji ucha wewnętrznego w ten sposób rozwija się zarówno mowa, jak i mózg.

W przypadku występowania CAAM w obu uszach wynik oceny HEAR MAPS oraz algorytm leczenia ustala się indywidualnie dla każdego ucha. Zazwyczaj oba uszy charakteryzują się podobnym stopniem rozwoju, wynikami tomografii komputerowej, wynikami badań słuchu itp., ale nie zawsze tak jest. Podczas opracowywania planów leczenia zwraca się szczególną uwagę na ograniczenie liczby zabiegów.

Należy pamiętać, że *urządzenia wykorzystujące przewodnictwo kostne (takie jak urządzenia BAHA z miękką opaską na głowę lub urządzenia Ponto) należy zacząć stosować w młodym wieku, w przeciwnym razie dojdzie do nieodwracalnych zaburzeń rozwoju.*

Bezdech senny

Gdy drogi oddechowe danej osoby są zbyt wąskie, podczas jej snu do płuc dostaje się niewystarczająca ilość powietrza. Może to powodować niebezpieczny stan, prowadzący do słabego wzrostu i rozwoju, a także wpływać na funkcjonowanie ucha.

Każdy przypadek chrapania u dziecka jest nieprawidłowością i wymaga zbadania. Dzieci z CAAM są bardziej narażone na bezdech senny z powodu małych szczęk oraz powiększonych migdałków podniebiennych i powiększonego migdałka gardłowego. Skorygowanie tych nieprawidłowości pomoże tym dzieciom rozwijać się i funkcjonować normalnie, a także zapewni lepsze wyniki operacji ucha.

Lekarz otolaryngolog może zbadać dziecko pod kątem bezdechu sennego. W wielu przypadkach przeprowadza się całodobowe badanie snu w specjalistycznym ośrodku, aby zbadać przepływ powietrza podczas snu i pomóc w rozpoznaniu tej dolegliwości. Należy również pamiętać, że powiększone migdałki podniebienne i migdałek gardłowy mogą powodować nawracające infekcje ucha i gromadzenie się płynu w uchu środkowym, a także bezdech senny.

Lokalny chirurg laryngolog może zbadać dziecko w celu ustalenia sposobu leczenia. Leczenie pierwszego stopnia obejmuje usunięcie migdałków podniebiennych i migdałka gardłowego. Czasami konieczne jest poszerzenie dróg oddechowych, a jeśli usunięcie migdałków podniebiennych i migdałka gardłowego nie rozwiąże problemu, do leczenia może zostać włączony chirurg czaszkowo-twarzowy.

Osłabienie nerwu twarzowego

W rzadkich przypadkach nerw twarzowy po stronie, w której występuje CAAM, jest osłabiony, co może wpływać na mimikę twarzy.

Zazwyczaj stan ten wskazuje na poważniejsze nieprawidłowości w budowie ucha wewnętrznego, ponieważ nerw twarzowy przebiega przez ucho wewnętrzne i ucho środkowe. Specjalistami zajmującymi się schorzeniami nerwu twarzowego są otolodzy.

U tego typu pacjentów nadal konieczne jest wykonanie tomografii komputerowej, a niektórzy z nich mimo wszystko kwalifikują się do zabiegu utworzenia przewodu słuchowego. Osłabienie nerwu twarzowego zwiększa jednak prawdopodobieństwo, że pacjent uzyska niski wynik w skali TK i nie będzie kwalifikował się do zabiegu. Niektórzy pacjenci z osłabieniem nerwu twarzowego są dobrymi kandydatami do utworzenia przewodu słuchowego, co daje doskonałe wyniki. Jak można się spodziewać, jeśli zabieg utworzenia przewodu nie wchodzi w grę, nadal istnieją inne możliwości przywrócenia słuchu w uchu. Zazwyczaj nerw twarzowy jest widoczny na tomografii komputerowej i można określić jego położenie. Jeśli nerw twarzowy znajduje się na trasie, na której miałby zostać utworzony przewód słuchowy, może to być powodem do rezygnacji z operacji. Zawsze zwraca się szczególną uwagę na nerw twarzowy, ale należy zachować szczególną ostrożność, jeśli znajduje się on w miejscu wysokiego ryzyka.

Niektóre techniki chirurgiczne mogą poprawić funkcjonowanie nerwu twarzowego u niektórych pacjentów. Ogólnie rzecz biorąc, w większości przypadków osłabienia nerwu twarzowego najlepiej pozostawić stan taki, jaki występuje od urodzenia. W niektórych sytuacjach może być konieczna specjalna opieka okulistyczna, jeśli powieka nie zamyka się prawidłowo. W przypadku wystąpienia tego schorzenia konieczne jest indywidualne planowanie leczenia przez otologa.

Niedosłuch mieszany/SNHL

U niewielkiego odsetka osób urodzonych z CAAM występuje „niedosłuch mieszany". Termin ten stosuje się, gdy niedosłuch stanowi połączenie dwóch różnych rodzajów ubytku słuchu: ubytku przewodzeniowego spowodowanego brakiem przewodu słuchowego ORAZ ubytku czuciowo-nerwowego spowodowanego osłabieniem nerwu słuchowego. Badanie słuchu pozwala ocenić stan nerwu słuchowego w uchu wewnętrznym i ma kluczowe znaczenie dla oceny możliwości słyszenia po utworzeniu przewodu słuchowego. Jeśli osłabienie nerwu słuchowego jest zbyt duże, utworzenie przewodu słuchowego może nie być opłacalne. Jeśli utrata nerwu słuchowego jest łagodna lub umiarkowana, przewód słuchowy i aparat słuchowy po wygojeniu się rany pooperacyjnej mogą być jedyną opcją zapewniającą dobry słuch w tym uchu.

Podsumowanie rozdziału

Rozpocznij leczenie jak najszybciej i wybierz możliwie jak najlepszy zespół.

Podczas rozmowy z dzieckiem na temat operacji zachowaj spokój i pewność siebie. Podaj informacje dostosowane do wieku dziecka, ale nie podawaj ich zbyt wiele.

Dostępnych jest wiele różnych urządzeń i metod korekcji mikrocji. Ponieważ dostępne metody leczenia są stale ulepszane, ważne jest, aby plan leczenia pozostawiał jak najwięcej opcji na przyszłość.

Należy koniecznie poddać dziecko badaniom pod kątem innych schorzeń związanych z CAAM, takich jak perlak. Wielu lekarzy nie wie, że należy zwracać na nie uwagę. Przeoczenie ich obecności może ostatecznie spowodować poważne szkody dla zdrowia dziecka.

Rozdział 5

Podsumowanie

Przegląd rozdziału

NAJLEPSZE PRAKTYKI: Wytyczne dotyczące najlepszego dostępnego leczenia

INNE ZASOBY: Międzynarodowa konferencja oraz konsultacje zdalne/na miejscu

Najlepsza metoda leczenia

Poniższa tabela przedstawia ranking metod leczenia według stopnia zbliżenia do „normalnego" słuchu, przy czym pozycja nr 1 oznacza najlepszy/najbliższy wynik:

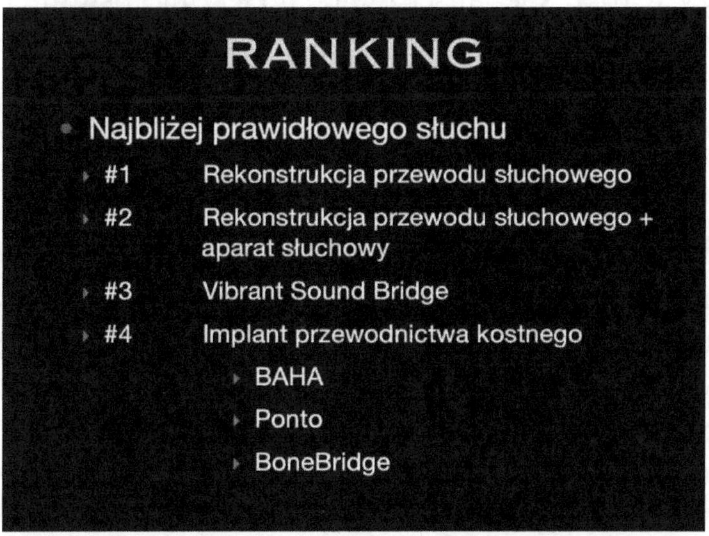

Oto wykres porównujący cechy poszczególnych opcji leczenia, które zostały wymienione powyżej:

PORÓWNANIE

	Przewód	Przewód + AS	VSB	BC
Słyszenie dźwięku	+	+	+	+
Lokalizacja dźwięku	+	+	+	X
Słyszenie w hałasie	+	+	+	X
Infekcje	+	X	+	XXX
Koszt w ciągu życia	+	X	XX	XXX
Awaryjność	+	X	XX	XXX
Złożoność	++	++	+++	+

Czerwony znak „X" oznacza cechę negatywną, a „+" oznacza cechę pozytywną dla każdego schorzenia.

Międzynarodowe konferencje

Kilka razy w roku specjaliści z Global Hearing Institute podróżują po całym świecie, organizując konferencje w różnych miejscach, aby udzielać porad rodzinom oraz przeprowadzać badania u pacjentów.. Pacjenci, którzy zdecydują się na leczenie w naszej placówce, przyjeżdżają następnie do naszego ośrodka w Kalifornii na zabieg chirurgiczny i opiekę pooperacyjną.

Nie przeprowadzamy operacji w innych krajach. Opieka pooperacyjna ma tak kluczowe znaczenie dla powodzenia zabiegu, że pozostawienie pacjentów pod opieką lokalnego personelu medycznego, który nie ma doświadczenia w stosowaniu naszych technik i metod, byłoby złym pomysłem.

Harmonogram nadchodzących konferencji — obejmujący dotychczas takie kraje jak Rosja, Chiny, Korea Południowa, Meksyk, a także kraje Ameryki Południowej i Europy — jest dostępny na stronie www.atresiarepair.com. Pod tym samym adresem można również zarejestrować się na te konferencje.

Niektórzy pacjenci lub rodzice decydują się na przyjazd do naszej placówki w celu poddania się zabiegowi chirurgicznemu. W przypadku operacji przewodu słuchowego prosimy o pozostanie u nas przez trzy lub cztery tygodnie po zabiegu. W przypadku zabiegu naprawy CAM wymagany jest pobyt czterotygodniowy. Inne, mniej poważne zabiegi wymagają krótszego pobytu w Kalifornii w celu wygojenia się.

Po upływie tego czasu przewód słuchowy i błona bębenkowa (a w przypadku zabiegu CAM również ucho zewnętrzne) są już wystarczająco zagojone (zwykle w około 90%), aby można było bezpiecznie podróżować i latać samolotem. W tym momencie mija również ryzyko wystąpienia większości powikłań.

Po powrocie do domu prosimy o przestrzeganie harmonogramu przesyłania nam aktualnych informacji, w tym zdjęć wykonanych telefonem komórkowym. Pacjentom dajemy również do domu torbę z lekami na wypadek wystąpienia powikłań, które mogłyby wymagać leczenia. Często leki potrzebne do leczenia niektórych powikłań mogą być niedostępne w kraju pochodzenia pacjenta, więc lepiej je mieć i nie używać, niż potrzebować ich i nie móc ich znaleźć!

Konsultacje zdalne

Regularnie prowadzę zdalne konsultacje z pacjentami z całego świata za pośrednictwem wideokonferencji internetowych. Przed rozpoczęciem konsultacji muszę otrzymać wyniki tomografii komputerowej pacjenta (wykonanej w wieku co najmniej 2,5 roku) oraz audiogram z ostatniego miesiąca, aby móc przeanalizować badania i ocenić kwalifikację do zabiegu chirurgicznego. Konsultacja zdalna daje mi następnie możliwość osobistego omówienia moich ustaleń i sugestii z rodzinami oraz pomocy w opracowaniu indywidualnego planu leczenia. Wiele rodzin uczestniczących w naszych konferencjach na całym świecie przesyła dane do naszego gabinetu po konsultacji podczas konferencji w celu ich oceny i przyznania punktacji HEAR MAPS.

Poniższe elementy są dla nas idealne do ustalenia wyniku HEAR MAPS Twojego dziecka:

- Aktualny audiogram obu uszu (zarówno dotkniętego wadą, jak i zdrowego). Można go przesłać pocztą elektroniczną do naszego gabinetu lub pocztą tradycyjną wraz z następującymi dokumentami:
- Zdjęcia pacjenta z czterech stron: z przodu, z prawej i lewej strony oraz od dołu podbródka patrząc w górę, a także zbliżenia dotkniętego wadą ucha.
- Tomografia komputerowa kości skroniowej (dziecko powinno mieć co najmniej 2,5 roku, aby można było wykonać badanie). Obejmuje to wykonanie badania, zapisanie obrazów na płycie CD oraz przesłanie tej płyty do naszego gabinetu przed umówieniem się na konsultację. Jeśli dostępne są jedynie klisze rentgenowskie, można je również przesłać pocztą do naszego gabinetu. W niektórych przypadkach możliwe jest udostępnienie plików online. Preferuję otrzymanie oryginalnych obrazów cyfrowych, aby móc wykorzystać specjalistyczne oprogramowanie do modelowania ucha wewnętrznego i środkowego.

Pełne informacje dotyczące umawiania wizyt oraz wymaganych dokumentów można znaleźć na naszej stronie internetowej pod adresem www.atresiarepair.com.

Konsultacje w gabinecie

Zapraszamy do kontaktu z California Ear Institute (CEI) w celu umówienia się na osobistą wizytę w naszym gabinecie w Kalifornii.

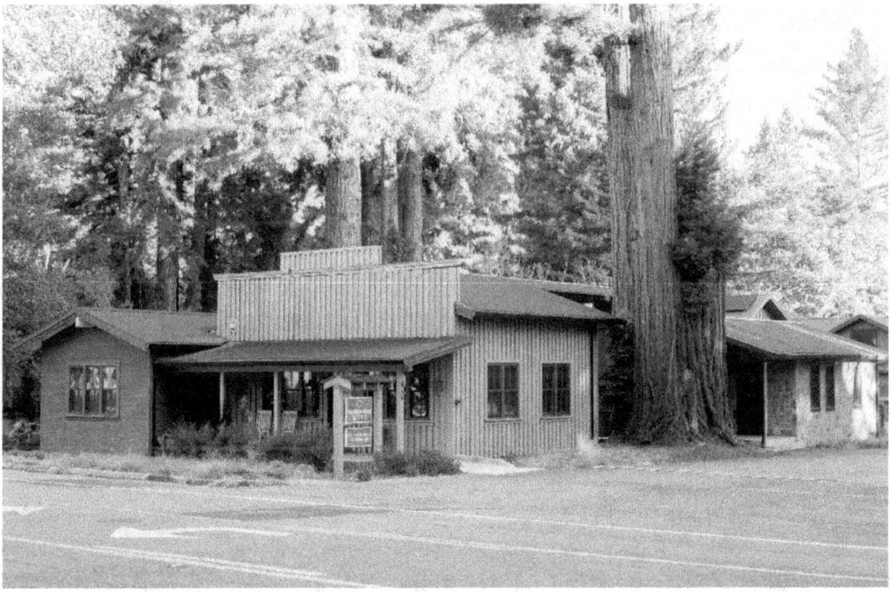

Nasze dane kontaktowe i adres pocztowy to:

Global Hearing
The International Center for Atresia & Microtia Reconstruction
844 Portola Road
Portola Valley, CA 94028 USA
Zadzwoń pod numer 650-494-1000
(w przypadku połączeń międzynarodowych należy najpierw wybrać +1 lub 001)
E-mail w sprawie wizyt i zapytań:

atresiarepair@calear.com

Global Hearing i CEI

Dlaczego ludzie z całego świata przyjeżdżają do Kalifornii, aby poddać się operacji CAAM w klinice Global Hearing? To doskonałe pytanie dla każdego, kto rozważa możliwości leczenia tej dolegliwości.

Wielu chirurgów na całym świecie odradza operacje w przypadku CAAM. Z naszego doświadczenia wynika jednak, że dzięki niezwykłej dbałości o szczegóły, najnowocześniejszemu sprzętowi i zapleczu oraz zaangażowanemu zespołowi światowej klasy można osiągnąć doskonałe, trwałe wyniki *u odpowiednio dobranych pacjentów*. Chirurdzy muszą wiedzieć, kiedy odmówić próby chirurgicznego utworzenia przewodu słuchowego, a kiedy zastosować alternatywną strategię przywrócenia słuchu w uchu.

Dzięki bogatemu i wieloletniemu doświadczeniu w leczeniu CAAM w Global Hearing opracowaliśmy szereg pionierskich technik i strategii, które przekładają się na lepsze wyniki leczenia pacjentów. Oto one:

Trzy nowe zabiegi chirurgiczne w leczeniu CAAM

- Operacja przewodu słuchowego przed operacją mikrocji
- Operacja przewodu słuchowego z wykorzystaniem mikronacięć
- Naprawa CAM w ramach jednej operacji

Zmniejszenie powikłań:

- Zmniejszenie częstości występowania zwężeń do poniżej 2%
- Zmniejszenie przemieszczenia się błony bębenkowej do poniżej 3%
- Mniejsze blizny, szybsze gojenie i mniejszy ból dzięki przeszczepowi skóry
- Zmniejszenie problemów skórnych w przewodzie słuchowym dzięki technice Angel Graft

Rekonstrukcja kości ucha środkowego

- Jako pierwsi rozpoznaliśmy włóknisty charakter stawu kowadełkowo-strzemiączkowego u pacjentów z CAAM w 27% przypadków

---

Z naszego doświadczenia wynika, że prawie każde ucho może słyszeć. Pytanie brzmi: jak osiągnąć ten cel w przypadku każdego dziecka?

CEI to znane na całym świecie centrum doskonałości w dziedzinie leczenia chorób ucha. Założone w 1968 roku, stało się placówką, z której usług skorzystały już dziesiątki tysięcy pacjentów, a wszystko to dzięki bogatemu doświadczeniu w stosowaniu najnowocześniejszych metod leczenia oraz wykwalifikowanej kadrze chirurgów. Co więcej, instytut ten stanowi żyzny grunt dla postępów w leczeniu schorzeń ucha – to właśnie jego utalentowani lekarze i naukowcy są twórcami wielu procedur chirurgicznych, kilku firm oraz licznych nowych urządzeń wszczepialnych.

Specjaliści z CEI skupiają się wyłącznie na jednej dziedzinie specjalizacji, obejmującej audiologię i aparaty słuchowe, implanty ślimakowe, zaburzenia czaszkowo-twarzowe, problemy szczękowo-twarzowe, choroby zatok, bezdech senny oraz chirurgię plastyczną. Znajdując się w Dolinie Krzemowej, w sąsiedztwie Uniwersytetu Stanforda, CEI prowadzi bogatą i satysfakcjonującą praktykę w przepięknym otoczeniu.

www.atresiamicrotia.com
www.letthemhear.org

Cieszymy się, że tak wielu pacjentów cierpiących na CAAM obdarzyło nas swoim zaufaniem. Gdy myślę o tym, jak wiele znaczą dla mnie moje własne dzieci, zdaję sobie sprawę, że nie ma chyba większego komplementu niż to, że rodzic powierza komuś operację i opiekę nad swoim dzieckiem. Metody leczenia wciąż się udoskonalają, a my będziemy nieustannie dążyć do osiągania coraz lepszych wyników w walce z CAAM. Dziękujemy wszystkim, którzy powierzyli nam opiekę nad swoimi bliskimi!

Rozdział 6

Inne zasoby

Istnieje kilka baz informacji, z których zasobów można korzystać. Poświęciliśmy sporo czasu i wysiłku na stworzenie naszej strony internetowej, na której znajdziesz więcej przydatnych informacji. Pacjenci, którzy mają zaplanowaną operację lub przeszli ją wcześniej, znajdą na niej sekcje zawierające wskazówki dotyczące zarówno przygotowania do zabiegu, jak i opieki pooperacyjnej. Jeśli umówisz się na operację u nas, przed wizytą w naszej placówce otrzymasz e-mailem wszystkie terminy wizyt oraz niezbędne informacje. Wiele osób uważa także sekcję FAQ na naszej stronie internetowej za pomocną w poszukiwaniu odpowiedzi na ogólne pytania oraz w analizowaniu wyjątkowych i nietypowych sytuacji, które mogą dotyczyć Ciebie lub Twojego dziecka.

Strona internetowa: www.atresiarepair.com

Media społecznościowe również mogą być świetnym źródłem informacji, dlatego aktywnie wspieramy następujące profile:

@ atresiarepair

www.facebook.com/atresiarepair

Podsumowanie harmonogramu oceny

Po urodzeniu:

- **Badanie słuchu** obu uszu (niezależnie od tego, czy są dotknięte CAAM!) jak najszybciej po urodzeniu; wykonanie wszystkich standardowych badań **przesiewowych noworodków** zgodnie z zaleceniami ośrodka położniczego
- Dopasowanie **opaski na głowę BCHA** jak najwcześniej, najlepiej przed ukończeniem 6. miesiąca życia (obowiązkowe w przypadku obustronnego CAAM, opcjonalne w przypadku jednostronnego CAAM)

0–2,5 roku:

- Zbierz zespół opieki:
    - **Pediatra** – ogólne badanie przedmiotowe (fizykalne), rutynowe badania kontrolne, szczepienia, leczenie wszelkich infekcji w uchu nieobjętym CAAM (jeśli dotyczy), badania genetyczne, jeśli są wskazane, badania pod kątem zespołów chorobowych (jeśli dotyczy)
    - **Audiolog** – ustalenie planu opieki i monitorowanie słuchu, dopasowanie aparatu BCHA w razie potrzeby; najlepiej audiolog dziecięcy zaznajomiony z badaniami słuchu u dzieci

  - **Otolog** – nawiązanie kontaktu w celu ustalenia planu opieki, rozpoczęcie oceny pacjenta według skali HEAR MAPS
  - **Chirurg plastyczny** – wybór metody rekonstrukcji ucha zewnętrznego przed ukończeniem 2,5 roku życia oraz kontakt z wybranym chirurgiem plastycznym w celu ustalenia planu opieki
  - ± **Chirurg czaszkowo-twarzowy** – jeśli konieczna jest ocena lub leczenie w zakresie rekonstrukcji żuchwy i/lub twarzy
- Gdy Twoje dziecko osiągnie około 1 rok, skonsultuj się z **logopedą**, jeśli jest dostępny, aby upewnić się, że jego umiejętności mowy i języka są odpowiednie dla wieku
  - Kontynuuj regularną **terapię mowy i języka,** jeśli zaleci to logopeda
- Rozważ udział w jednej z międzynarodowych **konferencji** GHI dedykowanych **atrezji i mikrocji,** aby uzyskać osobistą konsultację z naszym zespołem
- Zajmij się wszelkimi innymi schorzeniami (kardiologicznymi itp.), które wymagają leczenia przed planową operacją ucha

2,5 roku:

- Przeprowadź pełną diagnostykę
  - **Tomografia komputerowa kości skroniowej** – wykonywana nie wcześniej niż w wieku 2,5 roku

    - **Nowy audiogram** – obejmujący poziomy przewodnictwa powietrznego i kostnego dla obu uszu (niezależnie od tego, czy są one dotknięte CAAM!)
- Przekaż wyniki badań diagnostycznych otologowi w celu oceny i opracowania planu leczenia
- Wybierz plan leczenia i ustal termin operacji

Ucho lub uszy, których to dotyczy:
Prawe
Lewe
Prawe i lewe

Wynik HEAR MAPS: (prawe / lewe) ucho

H___ E___ A___ R___ M___ A___ P___ S___

Słuch
Przewodnictwo kostne/funkcja nerwów: ____
Przewodnictwo powietrzne: ____

Ucho zewnętrzne
Stopień 1 / 2 / 3 / 4

Wynik oceny atrezji — tomografia komputerowa
1–10: ____
Całkowita atrezja / Częściowy przewód słuchowy

Resztki płata ucha
Prawidłowy stan
Zmniejszenie

Brak
Przesunięcie

Żuchwa
Prawidłowy stan
Lekkie zmniejszenie
Umiarkowane zmniejszenie
Znaczne zmniejszenie

Asymetria tkanek miękkich twarzy
Prawidłowy stan
Lekkie zmniejszenie
Umiarkowane zmniejszenie
Znaczne zmniejszenie

Porażenie nerwu twarzowego
Prawidłowy stan
Lekkie osłabienie
Umiarkowane osłabienie
Znaczne osłabienie
Brak ruchu, prawidłowe napięcie mięśniowe
Brak ruchu, słabe napięcie mięśniowe

Zespoły chorobowe
Jak dotąd nie zidentyfikowano
Inne: ____

Towarzyszące zespoły chorobowe
Brak
Tak: ____________________________________
Częściowy przewód słuchowy
Obustronne CAAM

Perlak
Włóknisty zrost w stawie kowadełkowo-strzemiączkowym
Mikrosomia połowicza twarzy/asymetria twarzy
Wady żuchwy i ich korekcja
Infekcje ucha
PET
Powiększenie migdałków podniebiennych i migdałka gardłowego
Bezdech senny

Wynik HEAR MAPS: (Prawe / Lewe) ucho

H___ E___ A___ R___ M___ A___ P___ S___

Słuch
Przewodnictwo kostne/funkcja nerwów: ____
Przewodnictwo powietrzne: ____

Ucho zewnętrzne
Stopień 1 / 2 / 3 / 4

Wynik oceny atrezji — tomografia komputerowa
1–10: ____
Całkowita atrezja / Częściowy przewód słuchowy

Resztki płata ucha
Prawidłowy stan
Zmniejszenie
Brak
Przesunięcie

Żuchwa
Prawidłowy stan
Lekkie zmniejszenie

Umiarkowane zmniejszenie
Znaczne zmniejszenie

Asymetria tkanek miękkich twarzy
Prawidłowy stan
Lekkie zmniejszenie
Umiarkowane zmniejszenie
Znaczne zmniejszenie

Porażenie nerwu twarzowego
Prawidłowy stan
Lekkie osłabienie
Umiarkowane osłabienie
Znaczne osłabienie
Brak ruchu, prawidłowe napięcie mięśniowe
Brak ruchu, słabe napięcie mięśniowe

Zespoły chorobowe
Jak dotąd nie zidentyfikowano
Inne: ____

Towarzyszące zespoły chorobowe
Brak
Tak: ___________________________________
Częściowy przewód słuchowy
Obustronne CAAM
Perlak
Włóknisty zrost w stawie kowadełkowo-strzemiączkowym
Mikrosomia połowicza twarzy/asymetria twarzy
Wady żuchwy i ich korekcja
Infekcje ucha
PET

Powiększenie migdałków podniebiennych i migdałka gardłowego
Bezdech senny

O dr. Joe Robersonie

Na początku swojej kariery dr Joseph B. Roberson Jr. pełnił funkcję dyrektora oddziału otologii i neurotologii w ramach programu chirurgii podstawy czaszki na Uniwersytecie Stanforda. W ciągu 10 lat pracy na uniwersytecie skupiał się na guzach mózgu związanych ze słuchem i implantach ślimakowych, a także na niewielkiej liczbie pacjentów z CAAM. Od 2004 roku pełni funkcję dyrektora generalnego California Ear Institute Medical Group i wielu powiązanych z nią podmiotów medycznych.

W latach 90. XX wieku w leczeniu CAAM wciąż istniało wiele obszarów wymagających udoskonalenia, a także wyraźne zapotrzebowanie na referencyjny ośrodek zajmujący się tą wadą. Aby wyjść naprzeciw tym potrzebom i poprawić wyniki terapeutyczne, dr Roberson skoncentrował swoją działalność na CAAM, zakładając Międzynarodowe Centrum Leczenia Atrezji i Mikrocji oraz Global Hearing Institute., aby zaspokoić tę potrzebę i skoncentrować się na tej chorobie, mając na celu poprawę wyników leczenia.

W 2002 roku dr Roberson wraz z żoną założyli fundację „Let Them Hear Foundation" – chrześcijańską organizację non-profit, która pomaga w leczeniu głuchoty u dzieci i dorosłych. Od tego czasu fundacja wsparła uruchomienie wielu programów implantacji ślimakowej na całym świecie, w tym poprzez szkolenie chirurgów i personelu. W ramach tego programu przeszkolono ponad 100 chirurgów, a dr Roberson osobiście przeprowadził ponad 100 zabiegów wszczepienia implantów ślimakowych w różnych miejscach na świecie. W ramach programów zainicjowanych przez LTHF ponad 5000 niesłyszących dzieci w różnych krajach na całym świecie otrzymało dar słuchu dzięki implantom ślimakowym.

Obecnie dr Roberson zajmuje się przede wszystkim leczeniem chirurgicznym dzieci i dorosłych z wadą CAAM. Przeprowadził udane operacje u ponad 3000 pacjentów z ponad 55 krajów na całym świecie. Nadal opiekuje się wieloma pacjentami z różnorodnymi schorzeniami uszu oraz wadami twarzoczaszki.

Osobista wiadomość od dr. Robersona

Lubię trudne przypadki, zwłaszcza jeśli dotyczą sytuacji na sali operacyjnej i wiążą się z problemami, z jakimi borykają się dzieci – a jeszcze bardziej, gdy inni nie radzą sobie z nimi zbyt dobrze i pojawia się szansa na poprawę wyników. Uważam, że chirurgiczna korekcja CAAM stanowi najtrudniejsze wyzwanie, przed jakim stają chirurdzy laryngolodzy. Jest to tak trudne, że wielu z nich w ogóle nie zaleca operacji.

Na początku mojej kariery (oprócz pracy nad CAAM) skupiałem się na udoskonalaniu procedur wszczepiania implantów ślimakowych oraz operacjach usuwania nerwiaka słuchowego (szwannomy nerwu przedsionkowo-ślimakowego), pełniąc funkcję dyrektora Programu Otologii, Neurotologii i Chirurgii Podstawy Czaszki na Uniwersytecie Stanforda. Przez niecałą dekadę, podczas mojej pracy na uniwersytecie, czerpałem radość z nauczania młodych chirurgów, a obecnie kontynuuję szkolenie chirurgów w CEI, którzy ukończyli wcześniej liczne prestiżowe programy szkoleniowe z otolaryngologii. W miarę zbliżania się 2000 roku coraz bardziej pociągało mnie CAAM. Myślę, że częściowo wynikało to z faktu, iż w każdej z dziedzin, na których skupiałem się na początku, udało się opracować ulepszone techniki chirurgiczne, a obecnie można je leczyć z doskonałymi wynikami, które wielu chirurgów jest w stanie zapewnić. Pragnąłem osiągnąć te same doskonałe wyniki w leczeniu CAAM oraz opracować procedury, które to umożliwią.

Chcielibyśmy wierzyć, że mieliśmy swój wkład w ogólny postęp w rozwoju metod leczenia wielu schorzeń, w których specjalizowałem się na początku mojej kariery. Na przykład: dzięki fundacji Let Them Hear powstało na całym świecie wiele programów implantacji ślimakowej, w ramach których lokalni chirurdzy i personel w placówkach międzynarodowych mogą odbywać szkolenia z zakresu leczenia określonych rodzajów głuchoty. Fundacja pomogła w rozpowszechnieniu wiedzy specjalistycznej dotyczącej wszczepiania tych cudownych urządzeń, które pozwalają leczyć głuchotę zarówno u dzieci, jak i u dorosłych. W rezultacie mieliśmy i nadal mamy zaszczyt przywracać słuch – zarówno bezpośrednio, jak i pośrednio – tysiącom niesłyszących dzieci (więcej informacji można znaleźć na stronie www.lethemhear.org). Kolejna książka, którą napisałem, a dokładniej *Hear for Life: Dr. Joe's Guide to Your Child's Hearing Loss* szczegółowo opisuje decyzje rodziców dotyczące leczenia głuchoty czuciowo-nerwowej za pomocą implantów ślimakowych i obejmuje wiele obszarów, w których uczestniczyłem w rozwoju w tym okresie mojej kariery. Trzecia publikacja (*Let Them Hear: An Ear Surgeon's Joyful Experience with Enabling People to Hear for the First Time*) dotyczy cudownych i niezwykłych historii, które wyniknęły z działalności naszej fundacji LTHF.

Na początku XXI wieku zacząłem jeszcze bardziej skupiać się na leczeniu CAAM, mając nadzieję na osiągnięcie takich samych wyników i postępów chirurgicznych w terapii. Obecnie co roku podróżuję do wielu krajów na całym świecie, aby organizować konferencje dla rodziców i dzieci dotkniętych CAAM. W 2003 roku założyłem California Ear Institute Medical Group, rozszerzając działalność pierwotnie założonego w 1968 roku CEI. Przejście do środowiska opieki zdrowotnej niezwiązanego z uczelnią pozwoliło na lepszy rozwój i skupienie się na CAAM oraz jego leczeniu. Od 2004 roku, kiedy to CEI i podmioty z nim powiązane stały się odrębną organizacją, mam zaszczyt operować pacjentów z ponad 55 krajów cierpiących na tę chorobę.

CAAM jest rzadką wadą, co oznacza, że niewielu lekarzy ma duże doświadczenie w jej leczeniu. Fakt ten prowadzi również do sytuacji, z którą spotykamy się zdecydowanie zbyt często: lekarze, którzy mają dobre intencje, ale tak naprawdę nie wiedzą zbyt wiele o CAAM, często udzielają rodzicom mylących lub błędnych porad. Oczywiście, nie chcą wyrządzić krzywdy, ale rodzice muszą unikać błędu polegającego na założeniu, że każda rada udzielona przez lekarza jest słuszna. Skoro czytasz tę książkę, to znaczy, że już zaczynasz zdobywać rzetelne i aktualne informacje – świetna robota!

Potrzeba utworzenia centrum doskonałości zajmującego się CAAM była oczywista, ponieważ wyniki leczenia tej wady, jakie obserwowaliśmy w latach 90., wymagały poprawy. Było to wyzwanie, które podjąłem. Posiadanie ośrodka zdolnego do zapewnienia wszystkich aspektów terapii jest moim zdaniem najlepszym sposobem na skupienie się na nowych i innowacyjnych rozwiązaniach – i jesteśmy dumni, że udało nam się to osiągnąć w ciągu ostatnich dwóch dekad. Nasi lekarze mają do czynienia z dużą liczbą przypadków tej wady i dzięki temu mogą swobodnie współpracować, aby osiągnąć jak najlepsze wyniki. Jak widać w tekście tej książki, do oceny i leczenia tej wady potrzebnych jest kilku specjalistów. Wszystkie te osoby zgromadzone są pod jednym dachem w Międzynarodowym Centrum Leczenia Atrezji i Mikrocji przy CEI Medical Group. Mam nadzieję, że uda Ci się je poznać – są niesamowite. Wiele zawdzięczam personelowi, opiekunom, lekarzom i chirurgom z CEIMG, którzy tak wytrwale pracują nad rozwojem tej sztuki i nauki! Wierzymy, że nie ma większego zaszczytu, powołania, odpowiedzialności ani przywileju niż powierzenie nam opieki nad dziećmi z CAAM – a być może nawet nad Twoim własnym dzieckiem. To dla nas największy komplement i jesteśmy niezmiernie wdzięczni za to zaufanie.

O dr Joe Robersonie

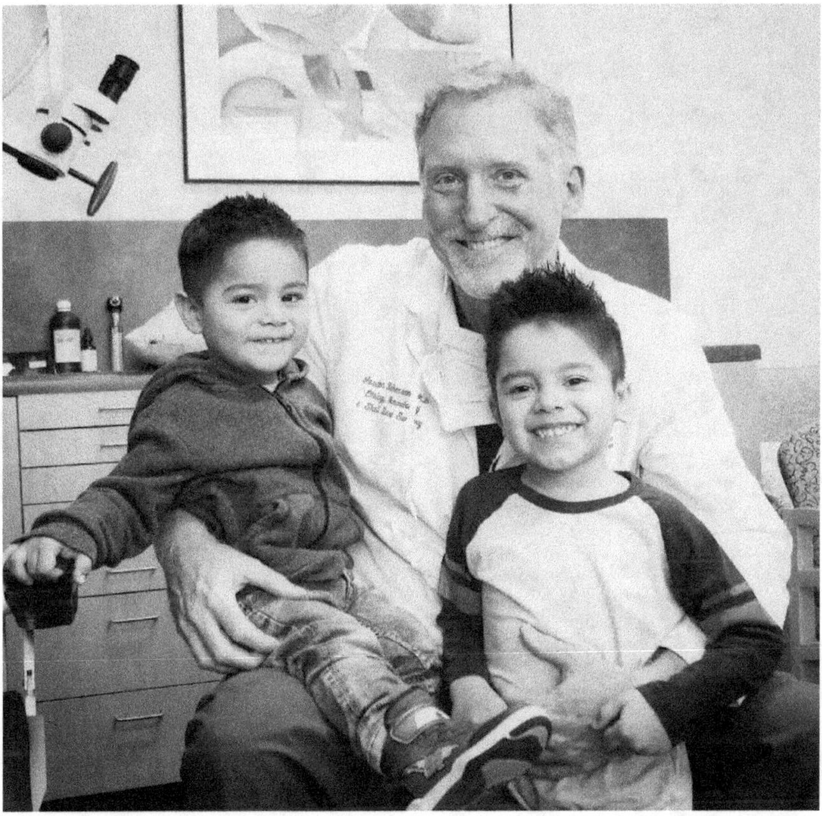

Przypisy końcowe

---

[i] Roberson, J. B., Reinisch, J., Colen, T. Y., & Lewin, S. (2009). Atresia repair before microtia reconstruction: comparison of early with standard surgical timing. *Otology & Neurotology : Official Publication of the American Otological Society, American Neurotology Society [and] European Academy of Otology and Neurotology, 30*(6), 771–776.

[ii] Kaplan, A. B., Kozin, E. D., Remenschneider, A., Eftekhari, K., Jung, D. H., Polley, D. B., & Lee, D. J. (2016). Amblyaudia: Review of Pathophysiology, Clinical Presentation, and Treatment of a New Diagnosis. *Ymhn, 154*(2), 247–255.

[iii] Lieu, J. E. C., Tye-Murray, N., Karzon, R. K., & Piccirillo, J. F. (2010). Unilateral Hearing Loss Is Associated With Worse Speech-Language Scores in Children. *Pediatrics, 125*(6), e1348–e1355.

[iv] Roberson, J. B., Jr, Goldsztein, H., Balaker, A., Schendel, S. A., & Reinisch, J. F. (2013). International Journal of Pediatric Otorhinolaryngology. *International Journal of Pediatric Otorhinolaryngology, 77*(9), 1551–1554.

[v] R.A. Jahrsdoerfer, J.W. Yeakley, E.A. Aguilar, R.R. Cole, L.C. Gray, Grading system for the selection of patients with congenital aural atresia, Am. J. Otol. 13 (1992) 6–12.

[vi] Goldsztein, H., & Roberson, J. B. (2013). Anatomical Facial Nerve Findings in 209 Consecutive Atresia Cases. *Otolaryngology--Head and Neck Surgery: Official Journal of American Academy of Otolaryngology-Head and Neck Surgery,* 1–5.

[vii] Goldsztein, H., Ort, S., Roberson, J. B., Jr, & Reinisch, J. (2012). Scalp as split thickness skin graft donor site for congenital atresia repair. *The Laryngoscope,* pp. 1-3.

[viii] Roberson, J. B. Combined Atresia Microtia (CAM) Repair – a new technique for reconstruction of form and function in congenital atresia and microtia. In Press, Microtia Repair. Edycja: Reinisch J, Tahiri Y.

[ix] Anthropomorphic growth study of the head. Cleft Palate Craniofac J, 1992, 29(4), 303-308.

[x] Service, G. J., & Roberson, J. B. (2010). Alternative placement of the floating mass transducer in implanting the MED-EL Vibrant Soundbridge. *Operative Techniques in Otolaryngology-Head and Neck Surgery, 21*(3), 194–196.

[xi] Balaker, A. E., Roberson, J. B., & Goldsztein, H. (2014). Fibrous Incudostapedial Joint in Congenital Aural Atresia. *Otolaryngology--Head and Neck Surgery: Official Journal of American Academy of Otolaryngology-Head and Neck Surgery.*

www.ingramcontent.com/pod-product-compliance
Lightning Source LLC
La Vergne TN
LVHW022207200926
848481LV00006B/1874

* 9 7 8 1 9 6 2 8 0 2 8 2 6 *